Dr. Dr. Michael Despeghel
mit Doris Muliar

Die freeTOX Diät

Dr. Dr. Michael Despeghel

mit Doris Muliar

Die freeTOX Diät

Wie Sie Ihren Körper entgiften und Entzündungsprozesse beheben, um gesund und schnell abzunehmen – in nur 28 Tagen

riva

Bibliografische Information der Deutschen Nationalbibliothek:
Die Deutsche Nationalbibliothek verzeichnet diese Publikation in der Deutschen Nationalbibliografie; detaillierte bibliografische Daten sind im Internet über http://d-nb.de abrufbar.

Wichtiger Hinweis
Sämtliche Inhalte dieses Buches wurden – auf Basis von Quellen, die die Autoren und der Verlag für vertrauenswürdig erachten – nach bestem Wissen und Gewissen recherchiert und sorgfältig geprüft. Trotzdem stellt dieses Buch keinen Ersatz für eine individuelle Fitnessberatung und medizinische Beratung dar. Wenn Sie medizinischen Rat einholen wollen, konsultieren Sie bitte einen qualifizierten Arzt.
Der Verlag und die Autoren haften für keine nachteiligen Auswirkungen, die in einem direkten oder indirekten Zusammenhang mit den Informationen stehen, die in diesem Buch enthalten sind.

Für Fragen und Anregungen:
info@rivaverlag.de

Originalausgabe
1. Auflage 2016

Nymphenburger Straße 86
D-80636 München
Tel.: 089 651285-0
Fax: 089 652096

Redaktion: Dr. Doortje Cramer-Scharnagl
Umschlaggestaltung: Kristin Hoffmann
Umschlagabbildungen: iStock.com, Shutterstock.com
Layout und Satz: Meike Herzog
Druck: Florjancic Tisk d.o.o., Slowenien
Printed in the EU

ISBN Print 978-3-86883-696-7
ISBN E-Book (PDF) 978-3-86413-943-7
ISBN E-Book (EPUB, Mobi) 978-3-86413-944-4

Inhalt

Vorwort 7

THEORIE

Warum Körper und Darm entgiften? 10

1. Entzündungen belasten den Körper und behindern das Abnehmen 11

2. Welchen Einfluss hat die Ernährung? 12

3. Die schlimmsten Ernährungssünden und ihre gesundheitlichen Folgen 23

4. Antiinflammatorische Lebensmittel: die beste Wahl gegen Entzündungen 50

PRAXIS

Die Freetox-Diät: Der 28-Tage-Plan 62

Entgiften und abnehmen: 4 Wochen ohne Ernährungsgifte 62

Rezeptplan für die 1. Woche 64

70 schnelle und praktische Freetox-Rezepte 66

Programmieren Sie Ihren Kopf um 144

1. Selbstregulation: Lebensstil ändern – wie es gelingen kann 144

2. Wie steht es mit Ihrer Willensstärke? 147

Helfen Sie Ihrem Körper beim Entgiften mit mehr Bewegung 150

1. Tipps für mehr Bewegung im Alltag 152

2. HIT: kleines Ausdauertraining für Ehrgeizige 154

Quellen und weiterführende Literatur 157

Rezeptübersicht und Bildnachweis 158

VORWORT

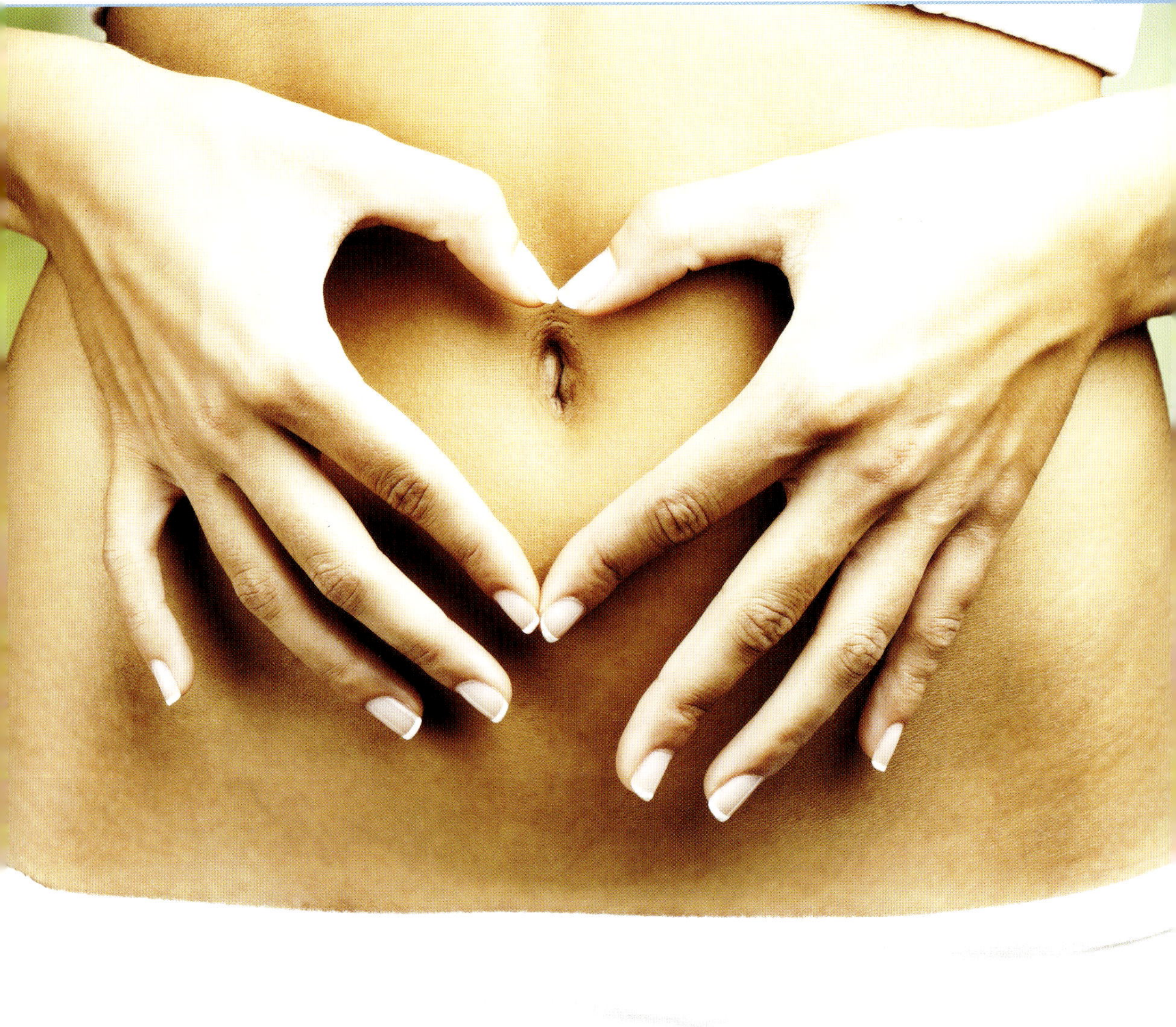

Liebe Leserinnen, liebe Leser,

Diät mit Kalorienzählen war gestern. »Gesund essen« ist das neue Abnehmprogramm. Nach 28 Tagen ohne die Ernährungsgifte Getreide, Zucker und Alkohol ist Ihr Körper nämlich bereit, angefutterte Kilos von selbst wieder loszulassen. Sie nehmen quasi automatisch ab. Wie das geht? Ganz einfach: Die entgiftende Ernährung unserer Freetox-Diät schafft die Voraussetzung dafür, dass versteckte Entzündungen im Körper, die den Stoffwechsel maßgeblich beeinflussen, abheilen können.

Der übliche »westliche« Speiseplan mit viel Fleisch, Brot, Kaffee und Süßigkeiten, kombiniert mit übermäßigem Stress, wenig Schlaf und Bewegungsmangel, überfordert den Körper. Übergewicht entsteht – vor allem in der Bauchregion. Und genau diese Bauchfettzellen verschlimmern die Stoffwechsellage immer weiter, indem sie die Entzündungsprozesse im Körper fördern.

Der Ausweg aus diesem Teufelskreis heißt Freetox. Sie verzichten vier Wochen lang konsequent auf die schlimmsten Ernährungsgifte und bringen damit sowohl Ihren Stoffwechsel als auch Ihr Immunsystem auf Vordermann. Sie verlieren Gewicht – ganz von selbst. Dabei werden Sie sich wie neu geboren fühlen: mehr Energie, mehr Konzentration, mehr Leistungsfähigkeit, besserer Schlaf und damit eine positive, frische Ausstrahlung.

Das Wissen über gesunde Ernährung ist in unserer Gesellschaft mittlerweile allgegenwärtig. An der Theorie kann es also nicht liegen, dass in Deutschland immer mehr Menschen an Übergewicht leiden. Ich meine, es wird Zeit, dass wir dieses für unsere Gesundheit und unser Wohlbefinden so wichtige Wissen endlich auch in die Tat umsetzen. Der 28-Tage-Plan unserer Freetox-Diät macht es Ihnen leicht, denn Sie müssen keineswegs auf Genuss und Gaumenfreuden verzichten. Unsere über 70 Anti-Entzündungs-Rezepte sind abwechslungsreich und extrem schmackhaft.

Verlieren Sie also keine Zeit! Nutzen Sie die neuesten wissenschaftlichen Erkenntnisse über den Zusammenhang von entzündlichen Prozessen im Körper und der Entstehung von Übergewicht für Ihr persönliches »Entgiftungs- und Abnehmprogramm«. Unser Freetox-Ernährungsplan setzt dabei auf die besten antiinflammatorischen Lebensmittel, die uns zur Verfügung stehen.

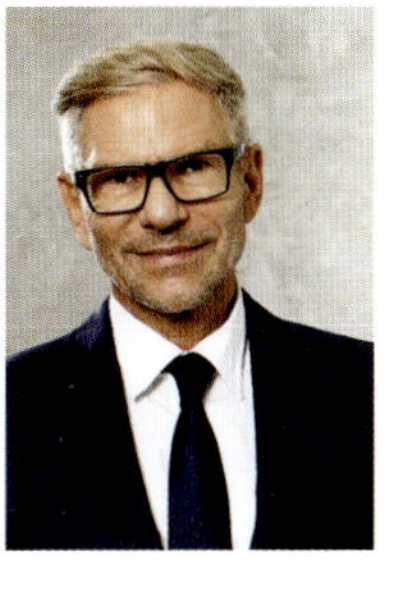

Ich wünsche Ihnen viel Erfolg beim Sich-gesund-Schlemmen.

Ihr Dr. Dr.
Michael Despeghel

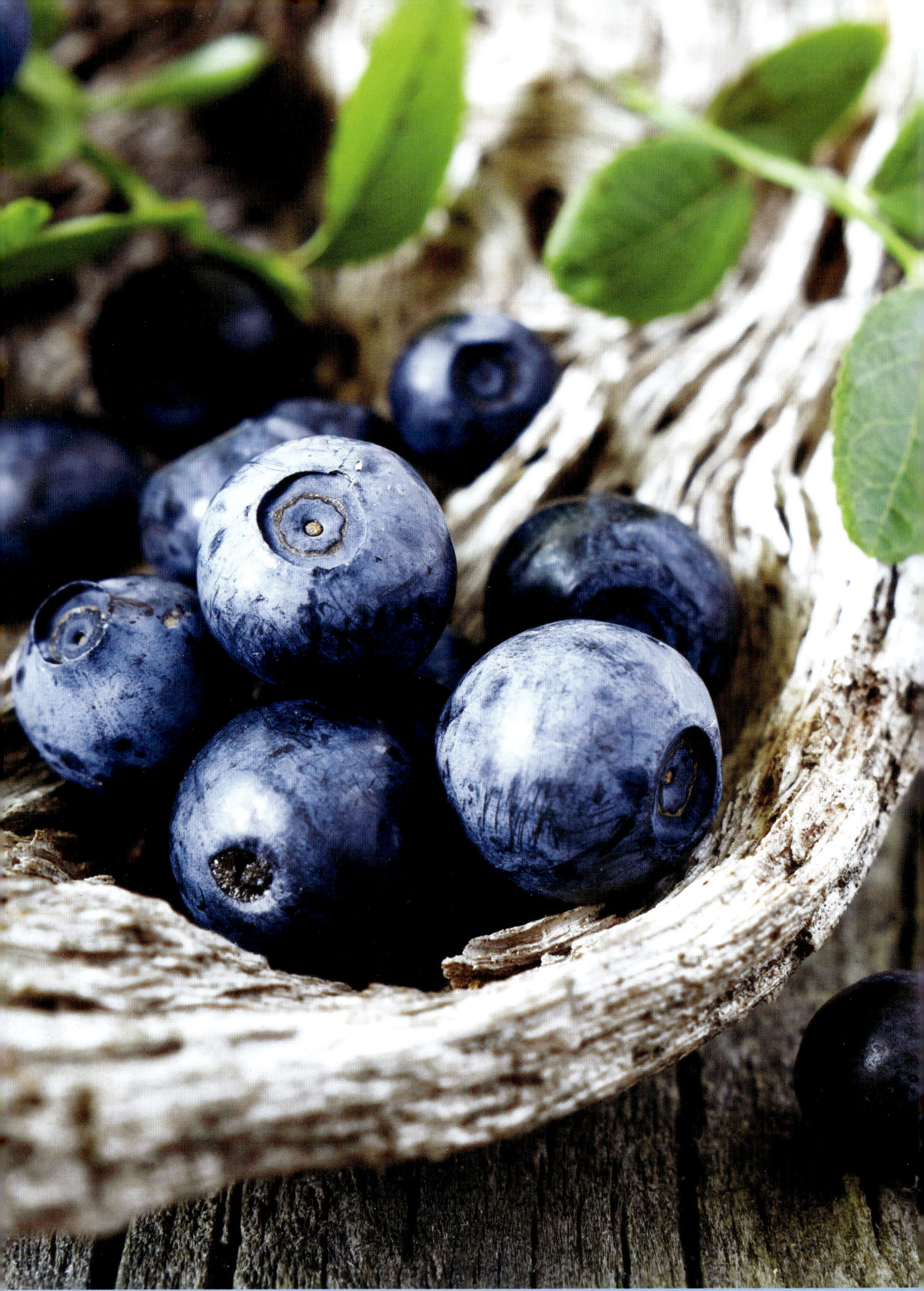

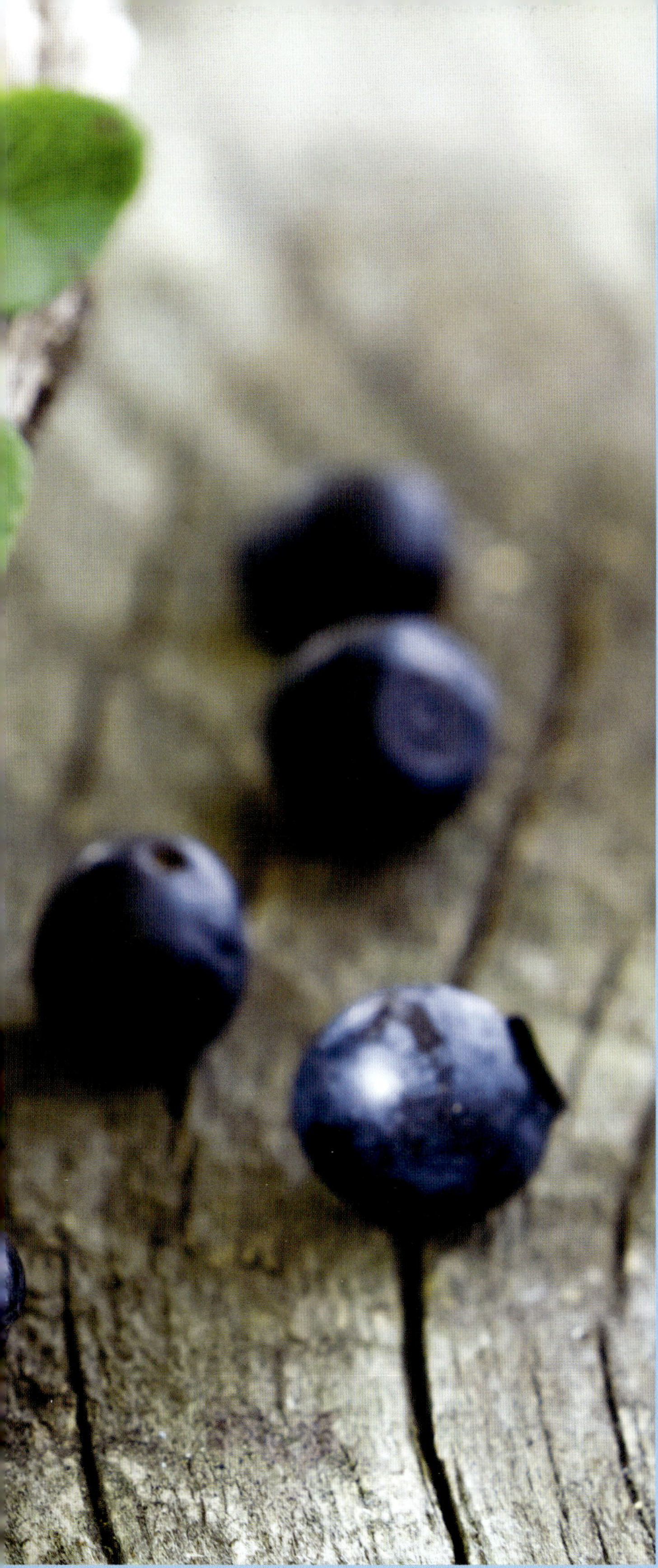

THEORIE

WARUM KÖRPER UND DARM ENTGIFTEN?

Detox ist in aller Munde – wenn es um Abnehmen und gesunde Ernährung geht. Detox als Abkürzung des englischen »Detoxication« bedeutet Entgiftung. Eine entsprechende Diät soll also helfen, den Körper zu entgiften. Doch warum ist das überhaupt notwendig? Dieser Frage werden wir auf den Grund gehen.

Kritiker des Diätentrends Detox begründen ihre Haltung so: Der Organismus verfügt mit Leber, Nieren, Galle, Darm, Lunge und Haut über ein äußerst umfangreiches und leistungsfähiges Ausscheidungssystem, das giftige Stoffwechselprodukte effizient entsorgt. Das heißt, der Körper detoxifiziert (entgiftet) sich permanent selbst – schließlich könnte man überhaupt nicht überleben, wenn er größere Mengen an Gift speichern würde. Außerdem betonen die Kritiker, dass eine gesunde Ernährung, ausreichend Bewegung und Schlaf genügen würden, um mit den Belastungen fertigzuwerden.

So weit, so gut. Von all dem gehen grundsätzlich auch wir aus. Dennoch lässt sich eine immer höhere Belastung des Körpers durch Umweltgifte, aber auch durch übermäßige und ungesunde Ernährung sowie Genussgifte (Alkohol, Nikotin, Zucker) nicht leugnen. Das Immunsystem leistet also permanente Schwerstarbeit, um alles im Lot und den Körper gesund zu halten. Nachvollziehbar, dass es dabei auch immer wieder zu Überforderung kommt. Die Folge: versteckte Entzündungen, die den Organismus belasten und bislang ungeahnte negative Konsequenzen für unsere Gesundheit, unser Gewicht und unsere Leistungsfähigkeit haben.

Es ist also durchaus sinnvoll, den Körper durch eine Art Hausputz bei seiner Schwerstarbeit zu entlasten und damit das Immunsystem zu stimulieren. Die Freetox-Diät ist dafür der vierwöchige Einstieg, denn sie unterstützt, reinigt und pflegt alle Entgiftungsorgane – allen voran den Darm. So wird der Stoffwechsel

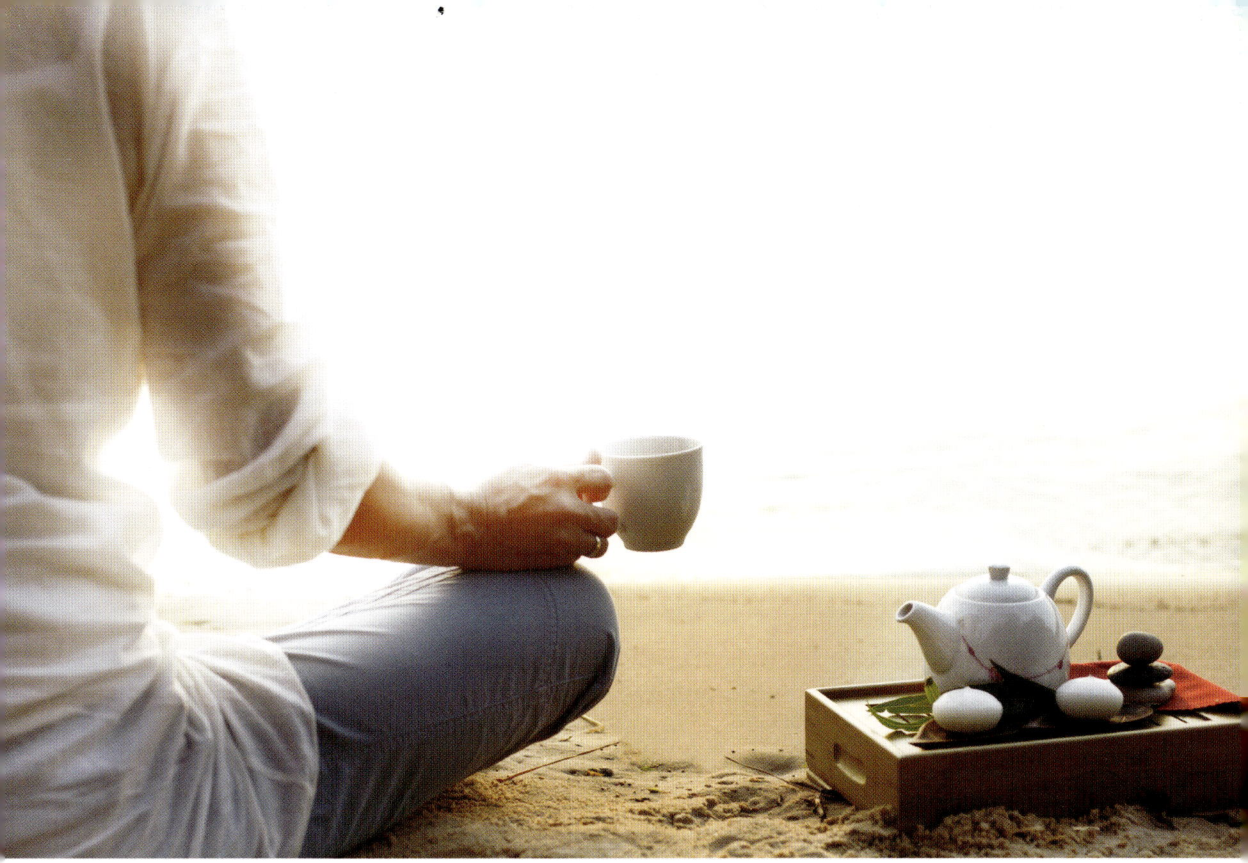

entlastet und kommt in Schwung, gleichzeitig sinken Blutdruck, Cholesterin und Blutzucker. Sie verlieren einige Pfunde, das Bindegewebe wird straffer, die Haut sieht frischer aus. Beste Voraussetzungen also, um anschließend mit einem gesunden Lebensstil fortzufahren und damit Ihrem Körper zu helfen, seine von der Natur bestens ausgeklügelten Schutzfunktionen (Immunsystem) ungehindert ausüben zu können.

1. Entzündungen belasten den Körper und behindern das Abnehmen

Inzwischen ist medizinisch erwiesen, dass Entzündungen für die allgemeine Gesundheit weitaus gefährlicher sind als bislang angenommen. Allerdings gilt, dass sichtbare Entzündungen, die mit den typischen Kriterien wie Schwellung, Rötung oder Eiterbildung einhergehen, leicht zu erkennen und zu behandeln sind. Sie klingen normalerweise auch schnell wieder ab. Die eigentliche Gefahr geht von den unbemerkten, nicht sichtbaren Entzündungen aus, die sich bei immer mehr Menschen im Körper ausbreiten. Sie können schwere Krankheiten wie Krebs oder Autoimmunerkrankungen verursachen.

Aktuelle Studien zeigen zudem, dass solche versteckten Entzündungen im Körper auch unseren Fettstoffwechsel negativ beeinflussen – und damit unser Gewicht, unser Wohlbefinden und unsere Gesundheit. Es gilt als erwiesen, dass Übergewicht mit chronischen Entzündungen einhergeht. Gehören auch Sie zu den vielen Menschen, die ihr Gewicht reduzieren wollen und trotz Diäten, Ernährungsumstellung und Sport keinen nennenswerten Erfolg vorweisen können? Möglicherweise hatten Sie zunächst sogar Erfolg, sind aber dem gefürchteten Jo-Jo-Effekt zum Opfer gefallen? Dann könnte der aktuelle Entzündungsstand Ihres Körpers die Ursache für die vergeblichen Abnehmversuche sein. Ein weiterer Hinweis auf versteckte Entzündungen im Körper sind undefinierbare Schmerzen: Es tut mal hier und mal da weh, aber man findet keine Ursachen und auch keine Abhilfe.

2. Welchen Einfluss hat die Ernährung?

Verantwortlich für solche versteckten Entzündungen ist primär eine aus der Balance geratene Darmflora. Aber auch das gefährliche in der Bauchregion eingelagerte Körperfett hat ein enormes Entzündungspotenzial. Beides sind Folgen einer falschen Ernährung und ungesunden Lebensweise. Zu viel, zu süß und schlechte Kohlenhydrate – damit kommt der Körper langfristig nicht zurecht. Denn unter solchen Umständen befindet sich das Immunsystem im Dauerbetrieb ohne Pausen. Und das behindert die Fettverbrennung. Ein Teufelskreis, der nur durchbrochen werden kann, wenn die Ent-

Entzündungen im Blut oder per Ultraschall feststellen

Über mögliche versteckte Entzündungen im Körper kann eine Blutuntersuchung Aufschluss geben. Beispielsweise deutet die erhöhte Konzentration weißer Blutkörperchen (Leukozyten) im Blut auf eine akute Infektion hin. Zudem lassen sich bestimmte Proteine nachweisen, die bei Entzündungen vermehrt gebildet werden, um die am Immunsystem beteiligten Makrophagen (Fresszellen) zu aktivieren.

Bei unspezifischen Organbeschwerden, die auf eine Entzündung beispielsweise von Bauchspeicheldrüse, Darm oder Gelenken hinweisen, sind weitere Untersuchungen etwa per Ultraschall oder Röntgen durch den Arzt erforderlich.

zündungen behoben werden. Erst dann kommen Immunsystem und Stoffwechsel wieder in die Balance und die Fettverbrennung kann ungehindert stattfinden.

Die Quelle des Übels: wenn der Darm schwächelt

Im Darm spielen sich für den Körper entscheidende Dinge ab. Immerhin macht er 80 Prozent unseres Immunsystems aus. Das sagt schon sehr viel darüber aus, wie wichtig es ist, dass dieses enorm große Organ – bei einem Erwachsenen bis zu unglaubliche fünf Meter lang – reibungslos funktioniert. Doch aufgrund von Fehlernährung und der sich rasant verbreitenden Intoleranzen gegenüber bestimmten Nahrungsmitteln ist der Darm bei vielen Menschen bisweilen überfordert. Hinzu kommen Gifte und andere Schadstoffe, die er beseitigen muss und gegen die er sich zu wehren hat – und weil auch diese in unserer Umwelt immer häufiger vorkommen, ist der Darm als wichtiger Teil unseres Immunsystems meist vollkommen überlastet.

Unter diesen Umständen neigt er dazu – in einer Art Hyperaktivität –, auch Substanzen anzugreifen, die eigentlich ungefährlich für den Körper sind. Es kann zu allergischen Reaktionen kommen und in der Folge zu Entzündungsprozessen, die wir weder sehen noch spüren. Wer bei sich entsprechende Symptome wie geminderte Leistungsfähigkeit, undefinierbare Schmerzen und/oder eine gestörte Fettverbrennung wahrnimmt, sollte abklären, ob die Ursache ein vor allem im Verdauungstrakt überlastetes Immunsystem ist. Denn wer die Ursache kennt, kann mit der 28-Tage-Freetox-Diät gezielt eine Besserung und Abheilung seines Darms bewirken: mit einer Umstellung der Ernährung und des Lebensstils.

Eine immer weiter um sich greifende Nahrungsmittelunverträglichkeit ist beispielsweise die Weizensensitivität. Sie kann zu einer Reizdarmsymptomatik mit Bauchschmerzen, Völlegefühl, Blähungen, Durchfall, Verstopfung, Übelkeit sowie Müdigkeit, Kopfschmerzen, Angstgefühlen und Depression führen. Als eine der Ursachen gelten moderne Weizensorten: Sie enthalten mehr von den Stoffen, die beim Menschen die Immunabwehr intensiv aktivieren und entsprechende Abwehrreaktionen im Darm verursachen können. Dazu mehr ab Seite 25.

Wie entstehen Entzündungen im Körper?

Eine Entzündung ist zunächst einmal eine überlebenswichtige Abwehrreaktion des Körpers. Mit diesem hochkomplexen Prozess wehrt sich das Immunsystem gegen jede Art von Angriff auf den Körper, der das Gewebe reizt und Zellen schädigt – seien es Gifte, Verletzungen oder Fremdkörper. Die Intensität der Entzündung hängt davon ab, wie stark und lange ein negativer Reiz auf den Körper wirkt. Die Reaktion zielt darauf ab, den Verursacher so schnell wie möglich wieder loszuwerden.

Ursache für Entzündungen können äußere oder innere Reize sein.

Äußere Einflüsse sind zum Beispiel Verletzungen durch Stöße oder Stürze, Verbrennungen, Viren oder Bakterien, aber auch Vergiftungen und Allergieauslöser wie Nahrungsmittel, Pollen oder Tierhaare. Innere Reize sind meist Stoffwechselprodukte, etwa Kristalle der Harnsäure oder Produkte eines Gewebezerfalls.

Die Symptome einer Entzündung auf der Haut kennt jeder aus eigener Erfahrung: Die betroffene Stelle am Körper rötet sich, schwillt an und schmerzt. Bei einer Virus- oder bakteriellen Erkrankung wehrt sich der Körper durch Anstieg der Temperatur – es kommt zu Fieber. Während solche Entzündungen entweder sichtbar oder etwa durch Husten und Schnupfen spürbar sind, weiß der Betroffene oft nichts davon, wenn versteckte Entzündungen in oder an einem Organ entstehen. Allerdings ist die Entzündung selbst zunächst noch keine Erkrankung. Vielmehr zeigt sie, dass der Körper sich wehrt und der Heilungsprozess im Gange ist. Ist dieser erfolgreich, geht der Körper gestärkt aus der Krise hervor. Gelingt es jedoch nicht, die Verursacher vollumfänglich zu eliminieren, droht die Gefahr einer chronischen Entzündung.

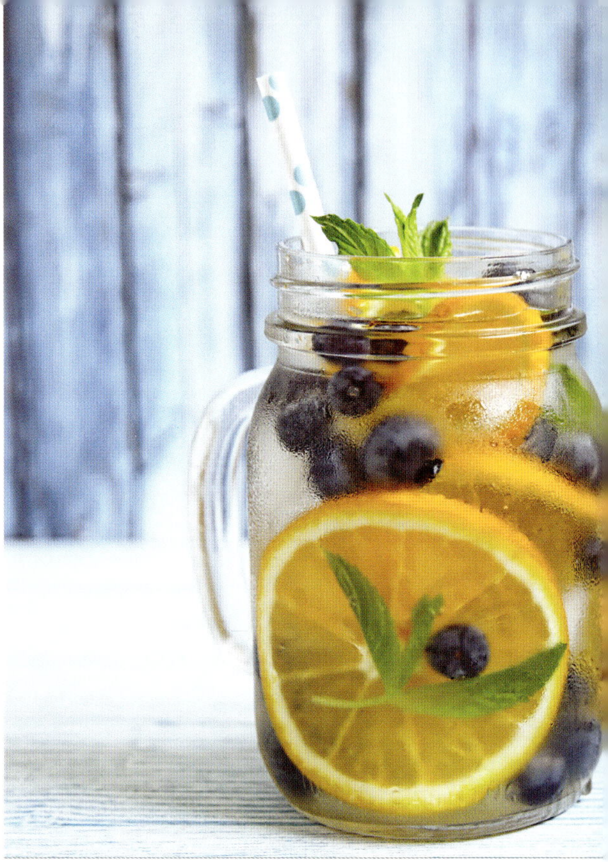

Was passiert bei einer Entzündung im Körper?

Wird das Gewebe an einer Körperstelle verletzt oder gereizt, muss das Abwehrsystem Schwerstarbeit leisten. Bei äußeren Verletzungen beispielsweise ist es Aufgabe des Blutklebstoffes Fibrin, zunächst einen zu großen Blutverlust zu vermeiden. Er sorgt dafür, dass das Blut gerinnt. Ist der Blutfluss durch Abdichtung gestoppt, heben spezielle Enzyme die Gerinnung wieder auf. Jetzt sind sogenannte Abwehrzellen (Makrophagen/Fresszellen) dran, geronnenes Blut, Bakterien und abgestorbenes Gewebe zu entsorgen. Damit diese Makrophagen möglichst schnell vor Ort sind, um ihre wichtige Arbeit im Entzündungsbereich erledigen zu können, erhöhen dafür zuständige Botenstoffe die Durchlässigkeit der Blutgefäße. Die Folge: Der Bereich um die Wunde herum wird stärker durchblutet und es kommt zu den bekannten Erscheinungen wie Rötung, Temperaturanstieg und Schwellung.

Während die Makrophagen noch mit den »Aufräumarbeiten« beschäftigt sind, be-

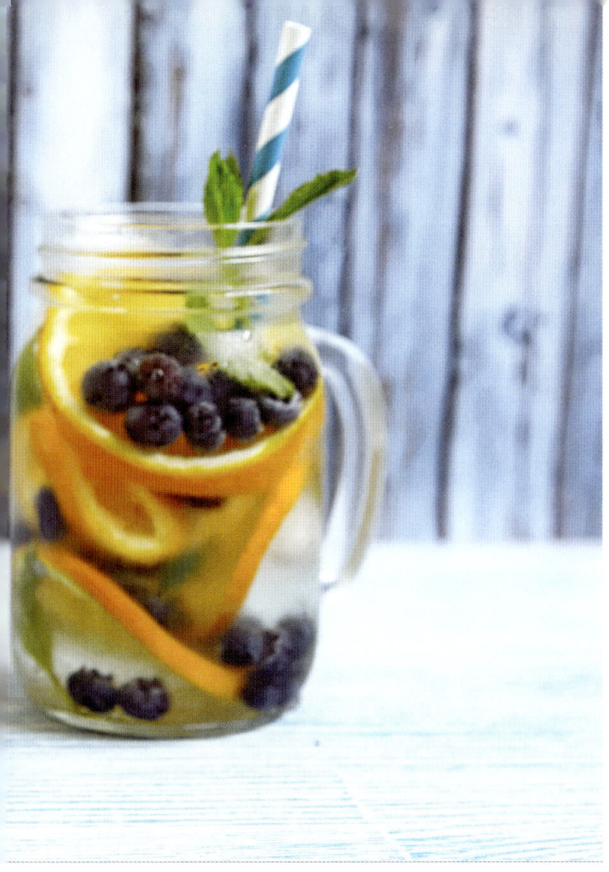

ginnen andere Zellen mit dem Instandsetzen durch Zellteilung – so bilden sich neue Zellen als exakte Kopien der zerstörten Zellen.

Bei einer größeren Entzündung schmerzt die betroffene Stelle. Der Grund sind verletzte Nervenzellen oder ein Druck auf die Nerven durch die entstandene Schwellung. Gleichzeitig schüttet der Körper Schmerzbotenstoffe aus, die dem Betroffenen vermitteln sollen, den entzündeten Körperteil möglichst ruhig zu halten, um damit den Heilungsprozess bestmöglich zu unterstützen. Klingt die Entzündung ab, sorgen Enzyme dafür, dass die Botenstoffe sich wieder auflösen – der Schmerz verschwindet.

Es ist wichtig, Entzündungen zu behandeln. Andernfalls können sie sich im ganzen Körper ausbreiten und Schäden anrichten – mit gravierenden gesundheitlichen Folgen. Das Immunsystem kann dann aufgrund einer Übersäuerung seine Funktion nicht mehr ausüben. Es wird immer schwächer, je länger die Entzündung nicht ausheilt. Gleichzeitig nehmen auch die Zellen Schaden. Versteckte Entzündungen im Körper sind deshalb unbedingt ernst zu nehmen und erfordern konsequentes Gegensteuern mit einer entzündungshemmenden Ernährung und einem gesunden Lebensstil. Die 28-Tage-Freetox-Diät hilft Ihnen dabei. Die praktische Anleitung für vier Entgiftungswochen beginnt ab Seite 62.

Welche Rolle spielt der Darm?

Im menschlichen Körper leben etwa 100 Billionen Bakterien, die meisten davon im Darm – ein eigener Mikrokosmos mit etwa zehnmal mehr Mikrobenzellen, als es im Körper humane Zellen gibt. Das umfangreiche System von über 1000 Arten an Darmbakterien nennt die Medizin Mikrobiom. Seit einigen Jahren rückt die Bedeutung dieses komplexen Ökosystems für den Menschen in den Fokus der Wissenschaftler. Zwar arbeiten diese nach wie vor daran herauszufinden, welche genauen Funktionen die überlebenswichtigen Bakterien erfüllen. Mittlerweile besteht unter den Fachleuten aber kein Zweifel mehr an dem entscheidenden Einfluss der Zusammensetzung unserer Darmflora auf unsere Gesundheit und unser Wohlbefinden. Grund dafür ist die Tatsache, dass sie nicht zu den körpereigenen Zellen gehört und deshalb eine große Wirkung auf unser Immunsystem hat.

Die individuelle Ausprägung der Darmflora bildet sich bis zum Alter von 18 Jahren. Einfluss haben mehrere Faktoren: was wir essen, wo wir wohnen, unsere genetische Ausstattung – kombiniert mit individuellen Hormonen und Körperflüssigkeiten. Dabei unterliegt das Mikrobiom im Verlauf des Lebens einer gewissen Dynamik – sowohl was die Zahl der Mikroben als auch was deren Zusammensetzung betrifft. Einen direkten Einfluss hat die individuelle Ernährungsweise. Fleischesser, Vegetarier oder Veganer zum Beispiel haben eine bakteriell unterschiedlich zusammengesetzte Darmflora.

In der »richtigen« Zusammensetzung leben alle diese Bakterien in friedlicher Koexistenz mit ihrem menschlichen Wirt, helfen bei der Verdauung und unterstützen das Immunsystem. Doch die »falsche« Mischung und das daraus resultierende gestörte Zusammenspiel zwischen Mensch und Bakterien (Darmimmunsystem und Darmbakterien) gelten als Auslöser für eine Überreaktion des Immunsystems und die oben beschriebenen versteckten Entzündungen im Darm. In deren Folge können sich Unverträglichkeiten, Allergien und chronisch entzündliche Darmkrankheiten entwickeln, ebenso wie verschiedene andere Krankheiten, zum Beispiel Fettleibigkeit, Diabetes oder Depressionen.

Gesunde Darmflora: eine Frage der Vielfalt

Die Analyse der Darm-Mikrobiome von Übergewichtigen und Nichtübergewichtigen ergab, dass Menschen mit einer geringeren Vielfalt an Darmbakterien eher dazu neigen, übergewichtig zu sein und eine Insulinresistenz zu entwickeln (siehe Seite 19). Sie nahmen in der Untersuchung auch mehr an Gewicht zu. Experten gehen davon aus, dass der Unterschied zwischen niedriger und hoher Vielfalt an Darmbakterien durch nur wenige Bakterienspezies ausgemacht wird.

Die Besiedlungsmuster hängen aber nicht nur von der Ernährungsweise ab. Sie sind beispielsweise bei Normalgewichtigen anders als bei Übergewichtigen. So dominiert im Darm schlanker Menschen der Bakterienstamm Bacteroidetes als weniger guter Futterverwerter, bei Übergewichtigen hingegen finden sich dort vor allem die besonders guten Nahrungsverwerter Firmicutes. Was tun diese Bakterien? Die Bacteroidetes sind für die Energiegewinnung aus Mehrfachzucker, tierischen Eiweißen und gesättigten Fettsäuren zuständig – und leisten deshalb vor allem Fleischessern gute Dienste. Dabei produziert dieser Bakterienstamm reichlich kurzkettige Fettsäuren, die bei der Regulierung einer Darmentzündung hilfreich sind. Die Firmicutes hingegen verdauen und verarbeiten komplexe Kohlenhydrate besonders effektiv: Während die üblichen Verdauungsenzyme damit eher wenig anfangen können, zerlegen diese Bakterien komplexe Kohlenhydrate in für den Menschen nahrhafte Zucker- und Fettmoleküle und sorgen damit für eine zusätzliche Kalorienzufuhr. Lästige Fettpolster sind dann fast immer vorprogrammiert, weil die Darmflora einfach mehr aus der Nahrung herausholt als bei normalgewichtigen Menschen.

In Studien erhielten Normalgewichtige eine besonders kalorienreiche Diät. Daraufhin veränderte sich ihre Darmflora relativ schnell: Der Anteil der Firmicutes stieg, während der der Bacteroidetes um 20 Prozent sank. Die Folge war eine erhöhte Energiegewinnung aus der Nahrung und damit ein Kaloriengewinn von rund 150 kcal pro Tag. Das bedeutet, wer zu viel und zu kohlenhydratreich isst, wird doppelt bestraft: erstens durch die übermäßige Energiezufuhr aufgrund der üppigen Ernährung und zweitens, weil die Darmbakterien daraus auch noch das Maximum herausholen. Ein Blick ans Ende des Prozesses bestätigt die Erkenntnisse: Der Kot aus einer firmicutesreichen Darmumgebung enthält tatsächlich weniger Kalorien als Exkremente aus bacteroidetesreicher Darmflora!

Darmflora und Gewicht beeinflussen sich gegenseitig

Damit gilt als unbestritten, dass die Ernährung einen starken Einfluss auf die Darmflora hat. Darüber hinaus stehen Darmflora und Körperfettanteil in einem direkten Zusammenhang. Wer auf Dauer also zu viel, zu süß, zu fett und zu kohlenhydratreich isst, nährt nicht nur direkt seine Fettpolster, sondern mästet im Ver-

Gestörte Darmflora

In entsprechenden Forschungsarbeiten zeigt sich eine andere Bakterienzusammensetzung: Bei übergewichtigen Testpersonen wurde eine größere Anzahl von Lipopolysacchariden (LPS) festgestellt. Dies wird einer kohlenhydratreichen Ernährung mit viel Weißmehl und Zucker zugeschrieben. Die LPS (sogenannte Endotoxine) stehen im Verdacht, ernährungsbedingte Entzündungen, Übergewicht und das Leaky-Gut-Syndrom zu begünstigen. Gleichzeitig befinden sich im Darm übergewichtiger Menschen weniger von den nützlichen Bakterienstämmen wie Bacteroidetes.

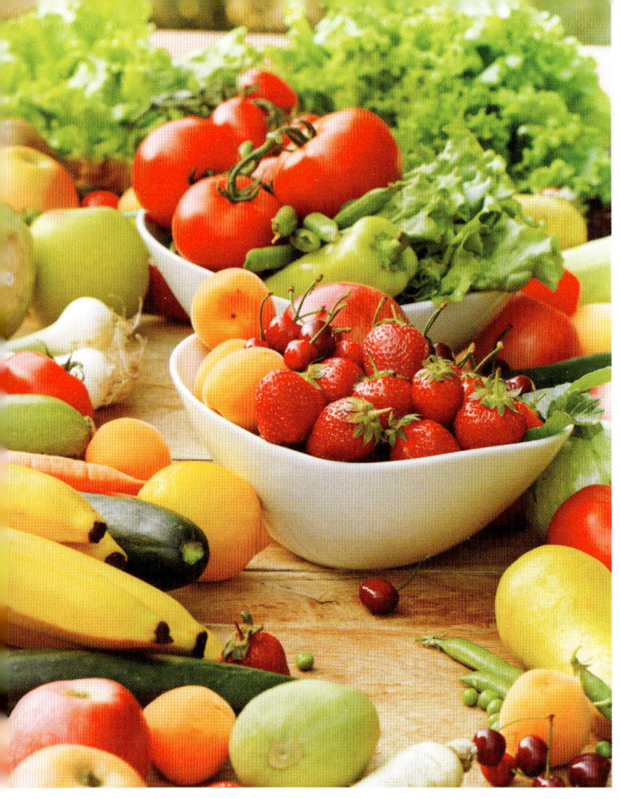

Übrigens: Eine Ernährung aus vorzugsweise Obst und Gemüse führt zu einer höheren Konzentration von Bacteriodetes. Dabei wirken sich drei Nahrungsbestandteile besonders positiv auf die Entwicklung der Darmflora aus:

- lebende Mikroorganismen, also Probiotika, in fermentierten Lebensmitteln
- unverdauliche Kohlenhydrate wie die Faserstoffe in Obst und Gemüse
- sekundäre Pflanzenstoffe, beispielsweise Flavonoide aus vielen Obst- und Gemüsesorten

dauungstrakt auch jene Bakterien, die das Futter maximal verwerten und damit für die zusätzliche Ration an Kalorien sorgen. Doch das gilt auch umgekehrt: Eine gestörte Darmflora kann eine falsche Ernährung und somit Übergewicht begünstigen.

Hierzu ein Beispiel: Die Pilzinfektion Candida löst ein übermäßiges Verlangen nach Zucker aus, weil die Hefepilze sich von einfachen Kohlenhydraten ernähren. Wer bei seiner Ernährung also möglichst auf Industriezucker und Weißmehl verzichtet, macht den Weg frei für eine gesunde Darmflora und legt gleichzeitig den notwendigen Grundstein für eine erfolgreiche Gewichtsabnahme. Dementsprechend zeigten Untersuchungen, dass sich bei Dicken, die mit einer Diät Gewicht verloren hatten, die Darmflora wieder normalisieren konnte.

Somit lautet die gute Nachricht: Die schützende Wirkung einer vornehmlich pflanzenbasierten Kost vermeidet entzündliche Zustände im Darm und somit weitere gesundheitliche Störungen.

Der positive Einfluss der Ernährung auf die Vielfalt der Darmbakterien lässt sich mit sportlicher Aktivität sogar noch erhöhen. Moderate Sportler haben nachweislich eine vielfältigere Darmflora mit niedrigeren Entzündungsmarkern als Menschen mit Bewegungsmangel oder Extremsportler. Regelmäßiges Training hat demnach messbare positive antiinflammatorische (entzündungshemmende) Auswirkungen auf den Körper.

Wer nachhaltig etwas an der Situation in seinem Darm ändern will, muss allerdings Durchhaltevermögen haben. Denn es

Schutz der Nervenzellen

Aktuellen Studien zufolge hat die Darmflora sogar Einfluss auf unser Gehirn. Das haben Forscher in Tests mit Mäusen festgestellt. Demnach beeinflussen die richtigen Bakterien im Darm auch die Immunabwehr im Gehirn. Die Wissenschaftler fanden heraus, dass Abbauprodukte von Darmbakterien die Funktion der Fresszellen im Gehirn (Mikroglia) steuern. Damit scheint die Ernährung nicht nur wichtig für die körperliche, sondern auch für unsere geistige Gesundheit.

braucht Zeit, um mögliche Entzündungen auszuheilen und die »guten Futterverwerter« auszuhungern. Das ist auch der Grund, weshalb die Freetox-Diät ganze vier Wochen dauert. Aber diese Ausdauer wird sich lohnen! Denn eine gesundete Darmflora hat »schlank machende« Bakterien im Verdauungssystem zur Folge, die zudem entzündungshemmend wirken und auf diese Weise sogar dabei helfen, Gewicht zu verlieren. Sie sorgen mit der Zeit auch dafür, dass die »schlechten« Bakterien verschwinden. Damit wird es viel leichter abzunehmen. Hinzu kommt, dass das harmonische Zusammenspiel der Bakterien in einer gesunden Darmflora maßgeblichen Einfluss auf das menschliche Immunsystem und damit auf Gesundheit, Wohlbefinden und Leistungsfähigkeit hat.

Bei Übergewichtigen ist jedoch nicht nur die Zusammensetzung der Darmflora anders. Meist lässt sich auch eine gestörte Schutzbarriere der Darmschleimhaut feststellen. Eine gesunde Barriere sorgt dafür, dass die Darmwand Nährstoffe und Flüssigkeit passieren lässt, Bakterien und Gifte hingegen abwehrt. Läuft diese Abwehrfunktion nicht regulär ab, wird die Abwehrkraft des Immunsystems durch zu viele »Fremdkörper« und Gifte überfordert. Die Reaktion: Es produziert mehr Antikörper als zur Bindung der Eindringlinge notwendig sind. Aufgrund dieser Überproduktion – verbunden mit dadurch ebenfalls erhöhter Hormonausschüttung – kann es zu Allergien kommen. Auch Entzündungen im Darmbereich können die Folge sein, auf Dauer eine vermehrte Fetteinlagerung, eine Fettleber und eine gestörte Insulinsensitivität.

Was ist Insulinsensitivität?

Die Insulinsensitivität beschreibt, wie sensibel der Körper – vor allem Leber, Muskel- und Fettgewebe – auf das Hormon Insulin reagiert. Bei einer hohen

Sensitivität wird für bestimmte Prozesse weniger Insulin gebraucht als bei einer niedrigen. Im umgekehrten Fall spricht man von Insulinresistenz.

Es gibt zwei Faktoren, welche die Insulinsensitivität bestimmen: zum einen eine genetische Komponente, zum anderen der Lebensstil – also Ernährung, Stress und Aktivitätslevel. Untersuchungen zeigen, dass Körperfettreduktion die Insulinsensitivität erhöht und Fettzunahme sie senkt. Die Ursache liegt im Fettanteil des Körpers – je höher dieser ist, desto mehr freie Fettsäuren befinden sich im Blut. Diese wiederum verschlechtern die Wirksamkeit von Insulin und es kommt zur Insulinresistenz – auch bekannt als Leitsymptom des metabolischen Syndroms. Ein Merkmal dieser Krankheit ist ein chronisch erhöhter Insulinspiegel. Denn aufgrund der schlechten Insulinsensitivität muss der Körper ständig Insulin produzieren und den Insulinspiegel wesentlich höher ansteigen lassen als im gesunden Organismus. Dies verstärkt die Insulinresistenz weiter. Mehr dazu lesen Sie ab den Seiten 25 und 34.

Eine Insulinresistenz wird mit einer Vielzahl von Volkskrankheiten in Verbindung gebracht, beispielsweise mit Schlaganfall, Herzinfarkt, Diabetes, Bluthochdruck, Arteriosklerose und Depressionen. Daher lohnt es sich immer, mit der richtigen Ernährung und vermehrter Bewegung der Entwicklung einer Insulinresistenz entgegenzuwirken.

Die Saboteure: entzündungsfördernde Fettzellen in der Bauchregion

Ein hohes Potenzial für versteckte Entzündungen hat aber nicht nur unser Verdauungssystem, sondern auch das längst als gefährlich erkannte Bauchfett selbst. Es befördert ebenfalls die Entzündungsprozesse im Körper, belastet damit unser Immunsystem und behindert die Fettverbrennung.

Tatsächlich ist das Fett, das sich im Bauchraum ansammelt, viel riskanter als das Fett an anderen Stellen des Körpers. Wo sich das Fett bei einem Menschen ansammelt, ist häufig vererbt: So gibt es den birnenförmigen Körperbau, bei dem sich die Fettzellen vorzugsweise an Po und Hüften ansammeln. Und es gibt den apfelförmigen Körperbau mit einer ausgeprägten Bauchfettzone. Während das Fett um Po und Beine meist nur ein kosmetisches Problem darstellt, ist das Fett im Bauch eine echte Zeitbombe.

Warum? Das Fettgewebe der Bauchregion ist nicht nur ein Energiespeicher, der dem Körper in Notzeiten als Überlebenshilfe dient. Es hat noch andere Aufgaben: Es produziert Hormone, Boten- sowie Entzündungsstoffe und gilt deshalb als größte »Hormondrüse« im Körper. Bauchfettzellen (Adipozyten) beeinflussen also zahlreiche Stoffwechselprozesse. Sie steuern die Funktion des Gehirns, der Leber, der Bauchspeicheldrüse und des Immunsystems. Und genau das macht sie auch so problematisch.

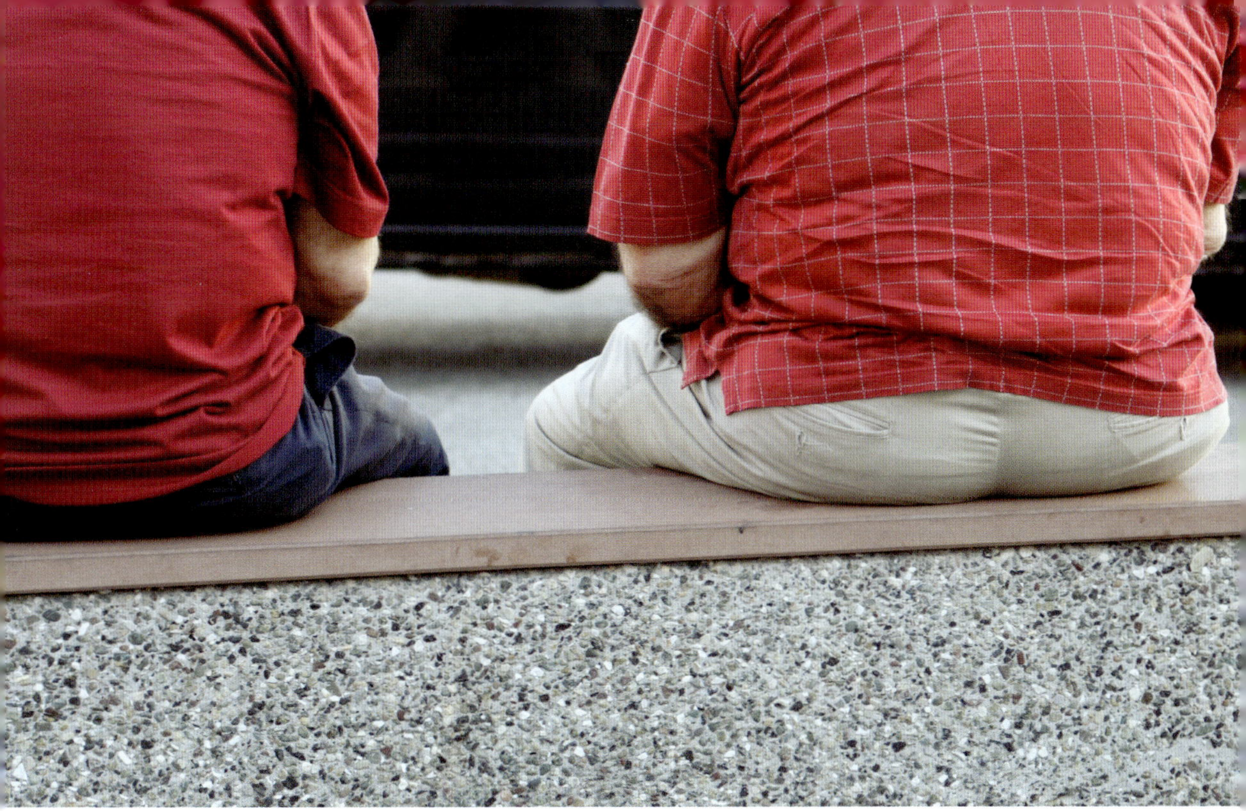

Solange man seinem Körper nur so viel Nahrung bereitstellt, wie er tatsächlich braucht, ist das alles kein Problem. Gibt es allerdings mehr Energie als nötig, wachsen die Adipozyten gemäß ihrem biologischen Auftrag beständig an.

Wie Fettgewebe Entzündungen fördert

Jahrelange Ernährungsfehler wie übermäßiger Zuckerkonsum – vor allem von reinem Haushaltszucker, der in vielen Lebensmitteln steckt –, zu viele sonstige Kohlenhydrate und tierische Fette sind für das unmäßige Anwachsen der Adipozyten verantwortlich. Im Bauch eines Erwachsenen können bis zu 500 Milliarden solcher Fettzellen entstehen. Betroffen sind von dieser Art der Fettverteilung meist Männer, doch sie kommt ebenso bei Frauen vor, insbesondere bei einer entsprechenden erblichen Veranlagung, bei bestimmten Schilddrüsenerkrankungen, einem ungünstigen Lebensstil sowie in und nach den Wechseljahren.

Studien haben gezeigt, dass das Fettgewebe übergewichtiger Menschen deutlich mehr Signalstoffe des Immunsystems produziert und ins Blut abgibt als das Fettgewebe Normalgewichtiger.

Diese sogenannten Zytokine können im gesamten Körper zu entzündlichen Prozessen und folglich zu Stoffwechselstörungen führen. Übrigens: Bei adipösen Studienteilnehmern, die sich viel bewegten, konnten niedrigere Zytokinwerte gemessen werden als bei Bewegungsmuffeln. Tipps und Anregungen zu mehr Bewegung im Alltag finden Sie ab Seite 150.

Weil das Fettgewebe im Bauchbereich also höchst stoffwechselaktiv ist, setzt bei vermehrten und vergrößerten Fettzellen ein Teufelskreis ein: Auf der einen Seite gibt das Fett im Bauch verschiedene Botenstoffe in den Stoffwechsel ab. Auf der anderen Seite bieten die großen Fettzellen viel Platz zum Andocken anderer Botenstoffe, die im Stoffwechsel kursieren. So kommen auch Hormone wie Cortisol, bestimmte Stresshormone oder Blutdruckregulatoren zum Zuge und »programmieren« die Adipozyten mit ihren Signalen. Das normalerweise ausbalancierte Hormonsystem wird damit empfindlich gestört. Und das wirkt sich auf den Körper äußerst negativ aus, weil Hormone ihre Wirkung nur dann positiv entfalten, wenn eine genau definierte Menge davon im Blut vorhanden ist. Schon winzige Abweichungen können Entzündungen in Gang setzen oder das Immunsystem aus dem Tritt geraten lassen: Es kommt zu sogenannten Autoimmunerkrankungen, die oft chronisch verlaufen und schwer zu behandeln sind.

Wie Fettgewebe zur Insulinresistenz beiträgt

Hinzu kommt die schlichte Tatsache, dass auch der dickste Bauch nicht unbegrenzt speichern kann. Ab einem bestimmten Punkt legt er das über das Essen aufgenommene Nahrungsfett, das von den verschiedenen Verdauungsorganen umgebaut und als Triglyzeride (Hauptbestandteil der Blutfette) in den Körper eingelagert wird, nicht mehr im Bauch ab – es findet eine Umschichtung statt, das heißt, jetzt wird das Fett über das Blut auch in die Leber oder sogar in die Muskeln transportiert und dort abgelagert. Neben der Überlastung des wichtigen und empfindlichen Entgiftungsorgans Leber wird der Teufelskreis jetzt noch verstärkt, indem bei den meisten Betroffenen der Appetit immer weiter wächst. Das Gehirn kann kein Gefühl für eine normale Sättigung mehr vermitteln. Und es ist auch noch in anderer Hinsicht betroffen, denn es kommt zu Konzentrationsschwäche und Stimmungsabfällen.

Irgendwann wirkt das Insulin nicht mehr richtig – es kommt zur Insulinresistenz, und der gesamte Stoffwechsel ist aus dem Gleichgewicht. Insulin hat im Körper folgende Aufgabe: Nach jeder Mahlzeit gelangen Zuckermoleküle aus dem Darm in die Blutbahn – der Blutzuckerspiegel steigt an. Das Insulin bewirkt, dass die Körperzellen den Zucker aus dem Blut aufnehmen und aus ihm Energie gewinnen können. Vor allem in Leber- und Muskelzellen wird dieser Zucker außerdem als Glykogen gespeichert. Beide Mechanismen – Energiegewinnung und Speicherung – bewirken, dass der Zuckerspiegel im Blut wieder absinkt.

Der Gegenspieler des Insulins, das Hormon Glukagon, sorgt für den gegenteiligen Effekt: Es stimuliert die Leber- und Muskelzellen dazu, gespeicherte Glykogen-(Zucker-)Vorräte freizusetzen, und erhöht so einen zu niedrigen Blutzuckerspiegel. Ideale Zustände herrschen im Körper, wenn der Blutzuckerspiegel durch beide Hormone so konstant gehalten wird, dass wir ständig ausreichend mit Energie versorgt sind.

Gibt es aber durch ungünstige Ernährungsgewohnheiten und wenig Bewegung ein dauerhaft zu hohes Energieangebot im Körper, kann das Insulin auf Dauer seine Wirkung verlieren. Denn dadurch, dass Leber und Muskeln mit der Speicherung der Triglyzeride beschäftigt sind, werden sie daran gehindert, Blutzucker aufzunehmen. Dieser verbleibt in der Blutbahn. Der hohe Blutzuckerspiegel bewirkt eine vermehrte Insulinproduktion in der Bauchspeicheldrüse. Es entsteht eine sogenannte Hyperinsulinämie, also eine ständig erhöhte Insulinausschüttung. Und das hat Folgen: Mit der Zeit stumpfen die Körperzellen, darunter auch die Muskel- und Leberzellen, gegenüber dem ständigen Überschuss an Insulin ab. Die insulinproduzierenden Zellen in der Bauchspeicheldrüse erschöpfen sich und sind nicht mehr in der Lage, Insulin zu produzieren: Es kommt zu einer Diabetes-Erkrankung.

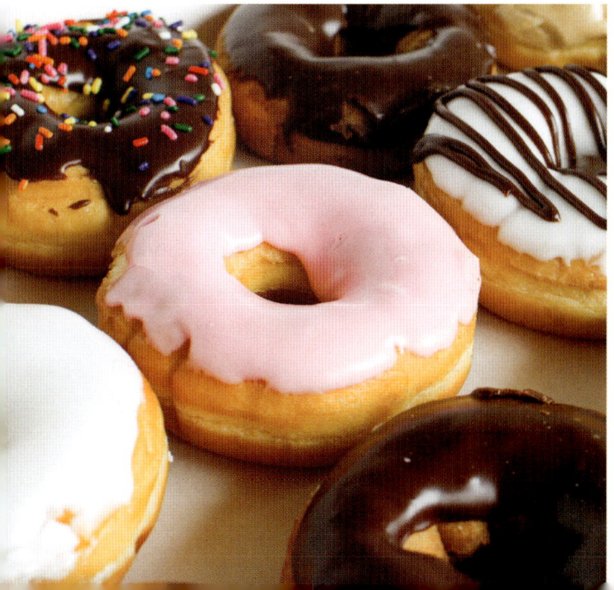

3. Die schlimmsten Ernährungssünden und ihre gesundheitlichen Folgen

Übergewicht und Fehlernährung gehen also in der Regel mit chronischen Entzündungen einher. Wer versteckte entzündliche Prozesse in seinem Körper ausheilen oder sie erst gar nicht entstehen lassen möchte, sollte sich demnach vorzugsweise für Lebensmittel entscheiden, die entzündungshemmende Vitalstoffe enthalten. Welche das sind, lesen Sie ab Seite 54. Und selbstverständlich enthält unser Diätplan ab Seite 62 sehr viele davon.

Wichtig ist natürlich gleichzeitig, eine entzündungsfördernde und damit das Immunsystem unnötig belastende Ernährung zu vermeiden. Dazu gehören vor allem industriell verarbeitete Nahrungsmittel, Zusatzstoffe wie Geschmacksverstärker und Konservierungsmittel, aber auch gluten- und stärkehaltige Getreideprodukte wie Brot, Nudeln und Gebäck sowie Zucker und Alkohol, die stark entzündlich wirken können. Außerdem ist es förderlich, tierische Produkte allgemein zu reduzieren.

Essen, das schadet, statt zu nähren

Tatsächlich aber enthält die westliche Durchschnittsernährung genau von diesen Lebensmitteln, die eigentlich tabu sein sollten, übermäßig viel: Ein Brötchen mit Nutella und gesüßter Kaffee zum Frühstück, mittags eine Bratwurst mit Pommes und Cola, zum Nachmittags-

kaffee ein süßes Teilchen und abends ein Steak mit Bratkartoffeln. So oder so ähnlich sieht nicht selten der hierzulande übliche Speiseplan aus – geprägt von verarbeiteten Nahrungsmitteln mit großen Mengen an leeren Kohlenhydraten aus Zucker und Weißmehl.
Wer jedoch über Jahre hinweg eine solch energiedichte, aber nährstoffarme Nahrung futtert und vor allem zuckerhaltige Softdrinks oder alkoholische Getränke bevorzugt, nimmt jede Menge leere Kalorien zu sich. Sie machen zwar kurzfristig satt, doch »nähren« sie den Körper nicht – vielmehr schaden sie ihm auf Dauer. Beispielsweise wächst das Risiko, übergewichtig zu werden, an Typ-2-Diabetes oder Insulinresistenz zu erkranken – und das Abnehmen wird immer schwieriger.

Hinzu kommen weitere Nachteile verarbeiteter Nahrungsmittel: Um sie haltbar zu machen, werden sie chemisch behandelt und mit zahlreichen Zusatzstoffen versehen. Bei weißem Reis und Getreide entfernt man mit der Schale das Wertvollste. Fleisch und Wurst (in minderwertiger Qualität) sind günstig zu haben und werden deshalb reichlich verzehrt. Auf der anderen Seite verzichten viele Menschen jedoch auf gesunde Ballaststoffe. Vermeintlicher »Genuss« geht über alles: Zucker- und fettreiche Speisen sowie Alkohol sind gefragt. Wer Appetit hat, kauft sich einfach, was sein Herz begehrt – Zustände wie im Schlaraffenland! Wirklich?
Nein. Denn bei all dem Überfluss herrscht ein gefährlicher Mangel: Ballaststoffe, Mineralien und Vitamine aus frischen Lebensmitteln, Obst und Gemüse fehlen bei einer solch kalorienreichen und einseitigen Ernährung. Hinzu kommt, dass sich die meisten Menschen keine Zeit für ihre Mahlzeiten nehmen. Zeitnot ist das Hauptargument für Essen im Stehen, Fast- bzw. Junkfood und den Besuch von Schnellrestaurants, wo es meist zu große Portionen gibt. **Die Wahrheit ist: Wer sich keine Zeit für ein frisch zubereitetes Essen nimmt, wird leichter dick.**
Und noch eine andere unangenehme Wahrheit steckt dahinter: Wenn Sie schon seit geraumer Zeit das Gefühl haben, nicht mehr über ausreichend Zeit für sich selbst zu verfügen – und ein gutes Essen, Sport und Entspannung gehören ebenso zu einem gesunden Alltag wie Arbeit und Geldverdienen –, dann haben Sie sich Ihren Handlungsspielraum im wahrsten Sinne abkaufen lassen. Nehmen Sie sich wieder mehr Zeit für die Lebensnot-

Gesund genießen

Wie groß der kulinarische Genuss sein kann, wenn Sie entzündungshemmende Lebensmittel verwenden, zeigen Ihnen die schmackhaften Rezepte aus unserem Diätplan ab Seite 67.

wendigkeiten Essen, Trinken, Bewegen und Durchatmen!

Das Tückische am Zeitmangel ist zudem, dass Sie – sollten Sie Eltern sein – nicht nur selbst schlecht dabei wegkommen. Auch Kinder und Jugendliche leiden unter den Zeitdefiziten ihrer Eltern. 11 bis 19 Prozent der Jugendlichen sind krankhaft übergewichtig. Das liegt nicht nur an der minderen Qualität von Lebensmitteln, sondern auch daran, dass die wenigsten Kinder frisch zubereitete Mahlzeiten auf den Tisch bekommen. Nur fünf Prozent der übergewichtigen Kinder schaffen es später, ihr Gewicht zu reduzieren.

Allgemeine gesundheitliche Folgen

Übergewicht ist ein gravierender Risikofaktor – eine Milliarde Menschen weltweit sind derzeit betroffen – und deshalb nicht nur ein kosmetisches Problem. Besonders die Gefahr, an Diabetes sowie Herz- und Kreislaufproblemen zu erkranken, nimmt zu, wenn der Bauchumfang stetig wächst. Inzwischen haben britische Wissenschaftler sogar den Zusammenhang zwischen Übergewicht/Fettleibigkeit und der Entstehung von 17 der 22 verbreitetsten Krebserkrankungen nachgewiesen. Das lässt laut den Experten den Schluss zu: **Übergewicht beeinflusst verschiedene Körperprozesse derart, dass Zellen letztlich auch entarten können.**

Fettleibigkeit aktiviert zudem permanent das Immunsystem und die Freisetzung entzündungsfördernder Proteine vor allem aus den Bauchfettzellen. Experten vermuten, dass auf diese Weise Bildung und Wachstum bösartiger Tumoren gefördert werden. Gleichzeitig wird so auch die Immunabwehr lahmgelegt.

Bei Frauen sagt der Bauchumfang besonders viel über das Krebsrisiko aus: Je mehr Zentimeter, desto größer die Gefahr für Darm-, Bauchspeicheldrüsen-, Gebärmutter-, Nieren- oder Brustkrebs. Bei übergewichtigen Männern steigt das Krebsrisiko sowohl mit dem BMI als auch dem Bauchumfang. Experten schlussfolgern: Weil eine Änderung des Lebensstils einem Typ-2-Diabetes vorbeugen kann, gilt dies voraussichtlich auch für Krebserkrankungen im Alter.

Der erste Schritt zu mehr Gesundheit und in der Folge zum Wunschgewicht ist die Reduktion des Bauchfetts und damit die Heilung der entzündlichen Prozesse im Körper. Das kann aber nur über eine Art »Grundsanierung« gelingen – also durch konsequenten Verzicht auf alle »Übeltäter« in der Ernährung, zumindest über einen gewissen Zeitraum. Besonders wichtig ist der Verzicht auf Getreide, Zucker und Alkohol.

Ernährungsgift Nummer eins: Getreide

Getreide hat das Potenzial, die Gesundheit des Menschen schwer zu beschädigen. Insbesondere Weizen wurde in den letzten Jahrzehnten stark manipuliert und in seinem Genmaterial verändert – zugunsten des Ertrags und der Backeigenschaften. Zahlreiche Entzündungskrankheiten wie Rheuma können deshalb auf eine getreidebetonte Ernährung zurückzuführen sein, ebenso gibt es Verbindungen zu Herz-Gefäß-Erkrankungen bis hin zu Krebs. Dabei spielt es kaum eine Rolle, ob Sie Getreideprodukte aus Vollkorn- oder Auszugsmehl (Weißmehl) in größeren Mengen verzehren. Denn das Problem sind die Inhaltsstoffe. In der Kritik stehen unter anderem Lektine – das sind Proteine, die alle Pflanzen zum Schutz vor Schädlingen entwickelt haben. Sie sind auch im Vollkornmehl enthalten.

Lektine als Verursacher von Gelenkproblemen

Für den Aufbau von Gelenkstrukturen produziert der Körper Acetyl-Glucosamin. An diesen Aminozucker binden sich Weizenproteine und stören dessen Funktionsfähigkeit. Dadurch kommt es zu Gelenkproblemen.

Lektine

Diese Proteine haben die Eigenschaft, sich beim Menschen mit den roten Blutkörperchen zu verbinden und damit das Blut zu verdicken. Das begünstigt Thrombosen und in der Folge Schlaganfall und Herzinfarkt. Aber sie können auch das Geschehen im Darm ungünstig beeinflussen, indem sie die Darmflora stören und auf diese Weise zu Entzündungen führen. Das wiederum kann die Funktion der Darmschleimhaut in Mitleidenschaft ziehen – sie wird durchlässig und kann ihre natürliche Schutzfunktion nicht mehr erfüllen. Gefährliche Bakterien, aber auch unvollständig verdaute Nahrungsmittelbestandteile gelangen dann ins Blut. Dieses sogenannte Leaky-Gut-Syndrom gilt als mögliche Ursache für Autoimmunerkrankungen, beispielsweise chronisch entzündliche Darmerkrankungen, Diabetes Typ 1, Arthritis oder multiple Sklerose. Das spezielle Lektin des Weizens heißt Wheat Germ Agglutinin (WGA). Es soll außerdem die Bauchspeicheldrüse schädigen sowie Darmkrebs begünstigen. Weizen enthält besonders viel davon, weil das hierzulande so beliebte Getreide seit Jahrtausenden hochgezüchtet wurde, das heißt, sein Proteinanteil wurde gezielt »optimiert«.

Tatsächlich enthalten Vollkornprodukte mehr Lektine als Lebensmittel aus Weißmehl, weil die Proteine hauptsächlich im Keim des Korns stecken, der für Vollkornmehl mit vermahlen wird. Speziell die Lektine des Weizens sind darüber hinaus nicht hitzeempfindlich, sodass sie beim Kochen oder Backen selbst bei hohen Temperaturen nicht unschädlich gemacht werden können – die Lektine etwa von Hülsenfrüchten schon.

Weil jede Medaille zwei Seiten hat, weisen Wissenschaftler auch immer wieder auf die vorteilhafte Seite von Lektinen hin – zumal die genannten Nachteile erst bei sehr hohen Lektinmengen nachgewiesen wurden. Positiv wirken sich diese Proteine nämlich gerade auch deshalb aus, weil sie sich an der Darmschleimhaut anheften können. Damit verhindern sie, dass sich krank machende Keime ansiedeln. Gleichzeitig sorgen sie schon in niedrigen Dosen dafür, dass sich Tumorzellen verklumpen.

Somit ist der Fluch oder Segen also eine Frage der Dosis – wie so oft. Lektine sind beispielsweise auch in Hülsenfrüchten, Himbeeren, Bananen oder Tomaten enthalten. Und das sind schließlich alles sehr gesunde Lebensmittel, doch darin gibt es eben – bei Hülsenfrüchten nach dem Kochen – nur geringe Mengen ohne schädliche Wirkung.

Gluten

Dass Ernährungswissenschaftler außerdem eine möglichst getreide- beziehungsweise weizenarme Nahrung empfehlen, liegt daran, dass zahlreiche weitere Beschwerden auf den in der westlichen Welt enorm gestiegenen Weizenkonsum und das darin enthaltene Gluten zurückzuführen sind. In Deutschland etwa beträgt der Weizenanteil an der Ernährung gegenüber anderen Getreiden sieben zu eins, Tendenz weiter steigend. Dabei konsumieren viele Menschen Getreide, ohne es zu merken. Denn selbst wenn auf ihrem Speiseplan weder Brot, Brötchen oder Gebäck noch Nudeln, Pizza & Co. stehen, wird Getreide in großen Mengen in allen möglichen Fertigprodukten verarbeitet. So ist es beispielsweise auch in Päckchensuppen, Fertigsoßen, Rahmspinat, Salatdressings, Schokoriegeln oder

Schwächt das Immunsystem

Weil Weizenlektine die Struktur körpereigener Immunzellen verändern, ist bei hohem Weizenkonsum unser natürlicher Schutz vor Krankheitserregern nicht mehr voll gewährleistet. Zudem beeinflussen sie generell den Vitamin-D-Spiegel negativ und schwächen damit das auf Vitamin D angewiesene Immunsystem.

in der Wurst enthalten.

Was ist Gluten? Gluten ist ein Mix aus Proteinen, der in verschiedenen Getreidesorten vorkommt, etwa Weizen, Dinkel, Roggen, Gerste oder auch Hafer. Moderner, hochgezüchteter Weizen enthält rund 50 Prozent Gluten und damit am meisten von allen Getreiden. Gluten kommt übrigens auch in den sogenannten Urgetreiden wie Einkorn, Emmer oder Kamut vor. Von dem Protein ernährt sich der Keimling des Getreidekorns. Gemischt mit Wasser wird es klebrig und dient deshalb beim Backen als »Klebereiweiß«. Moderner Weizen wurde für industrielle Backprozesse deshalb extra glutenreich gezüchtet.

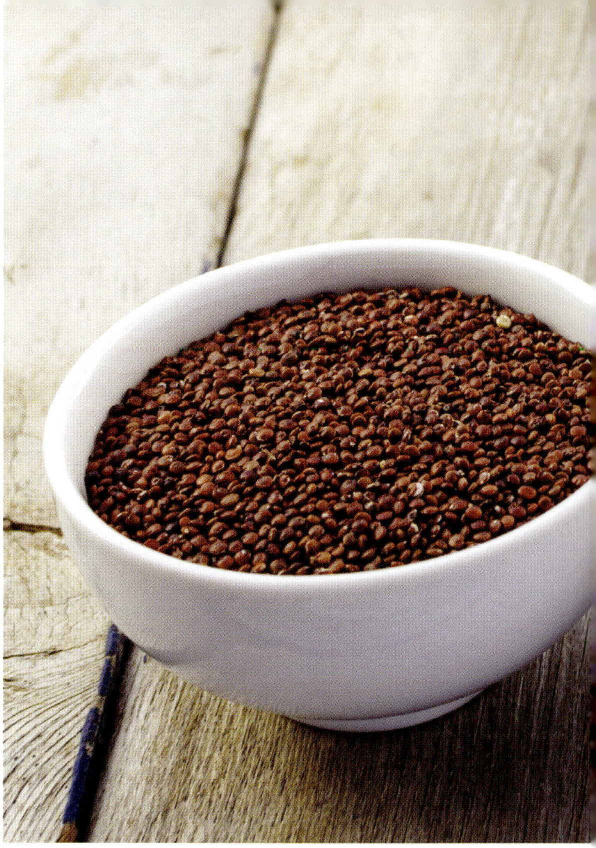

Zu den glutenfreien Getreidesorten gehören Hirse, Mais, Reis sowie die Pseudogetreidearten Quinoa, Amaranth oder Buchweizen.

Gluten besteht aus Prolaminen und Glutelinen, die sich je nach Getreideart in ihrem Aufbau minimal unterscheiden. Die weizentypischen Gluteline werden Glutenin genannt, die Prolamine heißen Gliadin. Im Hafer heißen sie Avenin, im Roggen Secalinin. Und auch diese lassen sich weiter unterteilen. Beispielsweise gibt es im Weizen nicht nur ein einziges Gliadin, sondern viele verschiedene: Alpha-, Beta-, Gamma- und Omega-Gliadin.

Was aber hat es mit den sich häufenden Warnungen vor Gluten auf sich? Fakt ist, dass immer mehr Menschen sensibel auf dieses Protein reagieren. Sie leiden unter einer Glutenunverträglichkeit (Zöliakie) oder Glutenintoleranz/-sensitivität. Grundsätzlich geht es bei beidem darum, dass der Weizeninhaltsstoff Gluten die Fähigkeit des Darms stört, Nährstoffe aufzunehmen. Bei der Zöliakie geschieht dies durch entzündliche Reaktionen der Darmschleimhaut. Als Folge bilden sich Dünndarmzotten zurück, was eine Reduzierung der Dünndarmoberfläche bedeutet. Es können vom Darm nun nicht mehr genügend Nährstoffe aufgenommen werden, sodass es zu verschiedenen Mangelerscheinungen kommen kann. Bei chronischem Verlauf solcher Entzündungen besteht die Gefahr, dass die Darmwand auf Dauer Schaden nimmt – dann wird sie durchlässig für Stoffe, die sie eigentlich aufhalten sollte (Leaky-Gut-Syndrom). Teilweise unverdaute Nahrungsteilchen, aber auch Giftstoffe gelangen in das

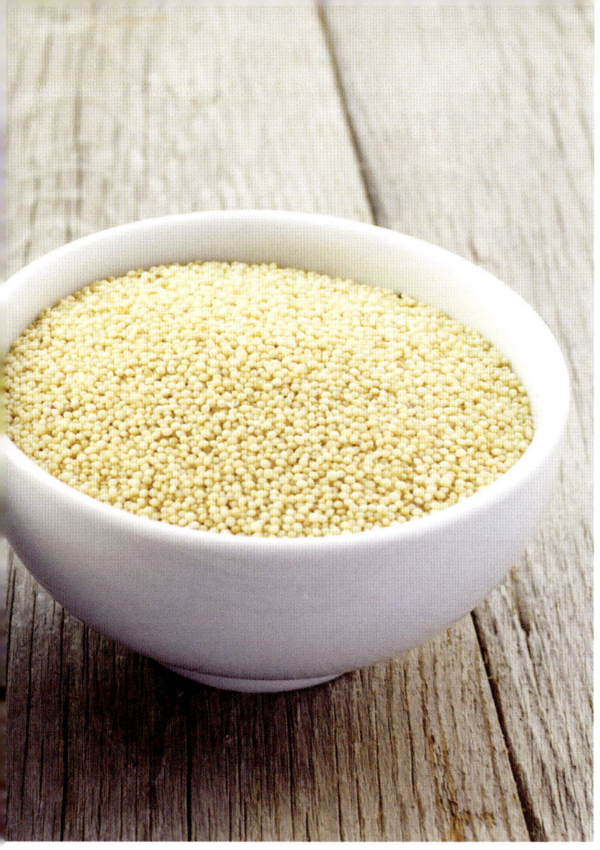

Darmgewebe und ins Blut – also dorthin, wo sie auf keinen Fall hinkommen sollten. Auf solche »Eindringlinge« reagiert unser Immunsystem sofort mit heftiger Abwehr. Die Beschwerden reichen von Bauchschmerzen über Blähungen bis zu Verstopfung und Durchfall. Es können Entzündungen entstehen, die chronisch werden und aufgrund der Dauerbelastung unser Immunsystem deutlich schwächen, aber zum Beispiel auch den Muskelaufbau stören und Gelenkbeschwerden verursachen. Das Tückische an dieser Krankheit ist, dass die Symptome nicht gleichbleibend intensiv auftreten – es kommt zu einem ständigen Auf und Ab. Bei weniger starken Entzündungsreaktionen merken Betroffene oft lange gar nichts.

Ist man gegenüber Gluten »nur« besonders empfindlich (Glutensensitivität), sind die Folgen und Beschwerden in der Regel nicht so drastisch wie bei der Zöliakie. Trotzdem kann ein Zuviel an Getreideverzehr allergische Reaktionen hervorrufen. An einer solchen Intoleranz leiden deutlich mehr Menschen als bislang vermutet. Denn die Symptome lassen sich außer bei Verdauungsstörungen nicht auf den ersten Blick mit einer Nahrungsmittelunverträglichkeit in Verbindung bringen: Kopfschmerzen, Erschöpfung, Schlafstörungen, Angstgefühle, Konzentrationsstörungen, ADHS, Stimmungsschwankungen, Schwindel oder Übergewicht.

Die beste Möglichkeit herauszufinden, ob Ihr Körper ein Problem mit Gluten hat und wie auch immer gereizt darauf reagiert, ist es, eine Zeit lang absolut glutenfrei zu essen und zu trinken. Teilnehmer einer entsprechenden Studie hatten seltener Blähungen, weniger Kopf- und Gelenkschmerzen, einige konnten sich besser konzentrieren oder waren weniger müde und abgeschlagen. Nach unserer vierwöchigen Freetox-Diät ohne Gluten (ab Seite 62) werden Sie an Ihrer körperlichen und mentalen Verfassung merken, ob Sie betroffen sind.

Wer auf die Schnelle wissen möchte, ob er an einer bislang unerkannten Glutenunverträglichkeit leidet, kann fürs Erste einen Antikörpertest aus der Apotheke machen. Doch meist wird damit nur nach Antikörpern gegen Gliadin in der Alpha- oder Betavariante gefahndet – der Test

Glutenfreie Getränke?

Die besten Durstlöscher für eine glutenfreie Ernährung sind Mineral-, Tafel- und Heilwässer sowie reine Kräuter-, Früchte- und Schwarztees. Erlaubt sind auch Bohnen- und löslicher Kaffee sowie Fruchtsäfte (Fruchtsaftgehalt 100 Prozent).
Eingeschränkt möglich (bitte Inhaltsstoffe prüfen) sind aromatisierte Mineralwässer und Tees, isotonische oder Kakaogetränke, Fruchtsaftgetränke, Limonaden, Obst- und Gemüsesäfte mit Ballaststoffzusätzen (sind deklarationspflichtig).
Zu vermeiden sind Malz- oder Getreidekaffee.

ist also nur der erste Schritt. Denn weil Gluten wie erwähnt noch andere problematische Stoffe enthält, ist es durchaus möglich, dass der Test negativ ausfällt und trotzdem eine Glutensensitivität vorliegt. Es empfiehlt sich eine Bestätigung durch den Arzt, etwa durch eine Stuhlanalyse. Übrigens: Frauen leiden häufiger an Glutensensitivität als Männer – etwa im Verhältnis fünf oder sechs zu eins.

Viele Kohlenhydrate, wenig Nährstoffe

Dass der Verzehr von zu viel Weizen und ganz allgemein zu viel Getreide Übergewicht und Fettleibigkeit verursacht, liegt aber nicht nur daran, dass die darauf zurückzuführenden entzündlichen Prozesse den Fettstoffwechsel stören. Vielmehr ist ein entscheidendes Negativkriterium von Weißmehl auch der hohe Anteil an Kohlenhydraten und der geringe Anteil an Nährstoffen: Der Kohlenhydratanteil liegt bei nahezu 80 Prozent (!), jedoch gibt es kaum Ballaststoffe. Das heißt, die Stärke wird im Dünndarm sofort in Zucker verwandelt, der dann direkt ins Blut gelangt. Schon geringe Mengen an Lebensmitteln aus Weißmehl lassen also den Blutzuckerspiegel in kürzester Zeit hochschnellen und strapazieren so den Insulinhaushalt.

In einem Körper, der ständig mit Weizenprodukten gefüttert wird, kommt es also permanent zu Blutzucker- und Insulinspitzen.

Das geht auf Dauer nicht gut: Wer sich über Jahre hinweg getreidelastig ernährt, läuft Gefahr, eine Insulinresistenz zu entwickeln, weil das körpereigene Insulin nicht mehr wirkt (Näheres dazu ab Seite 23). Aufgrund des daraus folgenden dauerhaft erhöhten Blutzucker- und Insulinspiegels bilden sich vermehrt Fettzellen insbesondere in der Bauchregion – sie begünstigen die gefährlichen Entzündungen mit gesundheitlichen Negativfolgen wie Übergewicht oder Arthrose.

Problematisch für das Körpergewicht – und natürlich ebenso für den gesamten Organismus – ist jedoch auch der geringe Nährstoffgehalt von Weißmehl. Sein Anteil an Nährstoffen ist gegenüber demjenigen von Gemüse oder Obst kaum erwähnenswert. Das liegt daran, dass das sogenannte Auszugsmehl – im Gegensatz zum Vollkornmehl – von den nährstoff- und vitalstoffreichen Randschichten und dem Keim befreit wird, damit es sich nahezu unbegrenzt lagern lässt. Übrig bleibt das gemahlene Endosperm. Um sich also ausreichend mit lebenswichtigen Nährstoffen zu versorgen, muss man eine viel größere Menge an Getreideprodukten essen, als es etwa mit anderen pflanzlichen Lebensmitteln wie Brokkoli, Karotten, Salate oder Beeren und Äpfeln nötig ist. Das schlägt bei Abnehmwilligen bezüglich der Kalorienzufuhr natürlich negativ zu Buche; ganz zu schweigen von einer schlechten Bilanz in Sachen Mineralien, Vitaminen und Ballaststoffen.

Armes Weißmehl

Wird Getreide zu Weißmehl verarbeitet, verliert es unter anderem 60 Prozent seiner Ballaststoffe, 50 Prozent seines Kalziums, 70 Prozent seines Eisens, 80 Prozent seines Magnesiums, 99 Prozent seines Chroms und 90 Prozent seiner Vitamine E und B_1.

Eine betont getreidehaltige Ernährung lässt einfach weniger Platz für nährstoffreiche Lebensmittel wie Gemüse, Obst, Nüsse, aber auch Fisch und Fleisch. Unsere Empfehlung für eine gesunde und nachhaltige Gewichtsreduktion lautet deshalb: in einer ersten Phase von 28 Tagen zunächst Getreide komplett meiden, um alle darauf zurückzuführenden Entzündungsprozesse auszuheilen und damit den Stoffwechsel wieder auf Vordermann zu bringen, aber auch um eine eventuelle Glutenunverträglichkeit festzustellen. Nach dem vierwöchigen Totalverzicht sollten Sie dann den bislang gewohnten Konsum so gut wie möglich einschränken.

Gliadin

Leider ist es für die meisten Menschen mit Getreide als *der* Hauptternährungsgrundlage extrem schwer, mit Brot, Pasta & Co. ganz aufzuhören oder auch nur die Menge merklich zu reduzieren. Das liegt an der vor Kurzem entdeckten Tatsache, dass insbesondere Weizenmehlprodukte (auch aus Vollkorn) eben nicht nur dick machen, sondern auch süchtig. Verantwortlich für diese »Abhängigkeit« ist ein Eiweiß namens Gliadin. Wissenschaftler fanden heraus, dass dieser Bestandteil des Glutens eine Sucht nach Weizen auslösen kann. Der Grund dafür sind die als Verdauungsprodukt von Gliadin entstehenden sogenannten Exorphine. Sie können ähnlich wie Opium betäubend wirken, aber auch süchtig machen, indem sie sich im Gehirn an Opioid-Rezeptoren binden. Und das heizt den Appetit auf Weizenprodukte weiter an. Ein Teufelskreis entsteht, denn der Heißhunger auf Teig- und Backwaren wächst, es werden

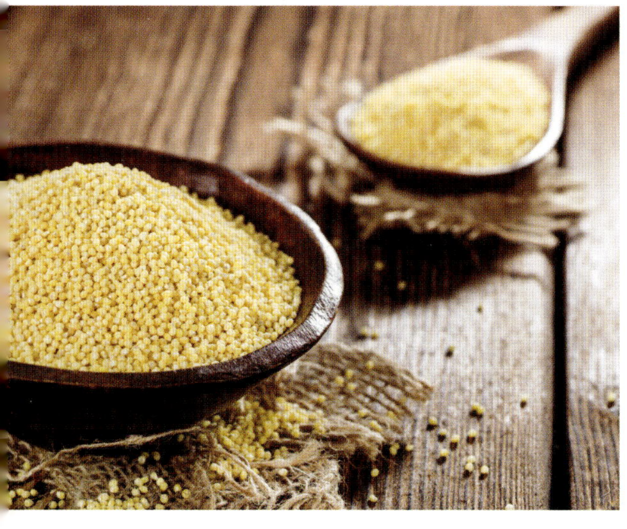

immer mehr Kalorien aufgenommen und man nimmt entsprechend schnell zu.

In unseren leckeren Rezepten ab Seite 67 haben wir aus den genannten Gründen komplett auf glutenhaltiges Getreide verzichtet. Dafür verwenden wir gänzlich gluten- und damit gliadinfreie Alternativen wie Hirse oder die Pseudogetreide Quinoa, Buchweizen oder Amaranth.

Für Ihren Speiseplan nach der strengen Getreideverzichtskur empfehlen wir Arten, die züchterisch nicht so extrem bearbeitet sind wie Weizen. Zum Beispiel vertragen viele weizenempfindliche Menschen Dinkel, obwohl er Gluten und damit reichlich Gliadin enthält. Doch es unterscheidet sich von dem des Weizens. Weitere Alternativen sind Emmer, Einkorn und Urroggen.

Anti-Nährstoffe

Im Getreide gibt es außer Gluten noch andere reichlich vorhandene schädliche Inhaltsstoffe – zum Beispiel Phytinsäure. Sie gilt ebenso als Anti-Nährstoff, der andere Nährstoffe für den Körper unzugänglich macht, dem Verdauungstrakt schadet und ebenfalls Entzündungen auslösen kann.

Natürlich sind die Anteile an Anti-Nährstoffen nicht bei jedem Getreide gleich. Alte und ursprüngliche Sorten wie Einkorn oder Emmer sind, wie bereits erwähnt, bezogen auf den Glutengehalt weniger schädlich als moderner Weizen. Einige indigene Völker weichen ihr Getreide vor dem Verzehr grundsätzlich ein und fermentieren es, um die daraus her-

Wozu Enzyme im Brotteig?

Experten gehen davon aus, dass bei der Herstellung von 95 Prozent aller Kleinbackwaren in Deutschland Enzyme zum Einsatz kommen. Wofür sind diese gut? Sie sorgen dafür, dass Brötchen und Brot lange gut und frisch aussehen. Vor allem in industriell gefertigten Backwaren werden sogenannte branchenübliche Stoffe eingesetzt. Sie heißen zum Beispiel Pentosanasen, Cellulasen, Glucoseoxidase oder Novamyl und stammen unter Umständen aus gentechnisch veränderten Organismen. Deren Wirkung auf den menschlichen Körper ist völlig unklar. Fatal: Weil für Enzyme keine Deklarationspflicht besteht, sind sie auch auf keiner Zutatenliste zu finden.

gestellten Lebensmittel verträglicher zu machen. Tatsächlich ist es auf diese Weise möglich, dass weder die Phytinsäure noch die Lektine dem Körper wesentlichen Schaden zufügen können.

Wichtig ist es deshalb, den modernen, also hochgezüchteten und damit stark veränderten Weizen nicht mehr als bevorzugtes Grundnahrungsmittel auf dem Speiseplan zu haben – wie in der heutigen westlichen Ernährung mit Brot, Pasta und Pizza üblich. Die Umstellung auf eine weizenlose oder zumindest weizenarme Ernährung lohnt sich fast immer. So haben Untersuchungen gezeigt, dass sich bei Menschen, denen es gelang, über längere Zeit auf Weißmehl aus Weizen zu verzichten, folgende Beschwerden gebessert haben: Diabetes, Herz-Kreislauf-Erkrankungen, rheumatische Gelenkbeschwerden, Augenleiden, Gallensteine, Hautprobleme, Übersäuerung, Fettleibigkeit, Darmerkrankungen ...

Wir wissen, wie schwer es ist, Gewohnheiten zu ändern – beim Essen ganz besonders. Und wenn dazu Inhaltsstoffe auch noch dafür bekannt sind, dass sie süchtig machen, gleicht es schon einer Herkulesaufgabe, vier Wochen komplett auf Getreideprodukte zu verzichten. Schließlich handelt es sich dann ja um eine Art »Entziehungskur«. Unsere Motivations- und Durchhaltehilfen ab Seite 144 können Sie bei Heißhungerattacken unterstützen, Ihr Vorhaben durchzusetzen und Ihr Ziel zu erreichen.

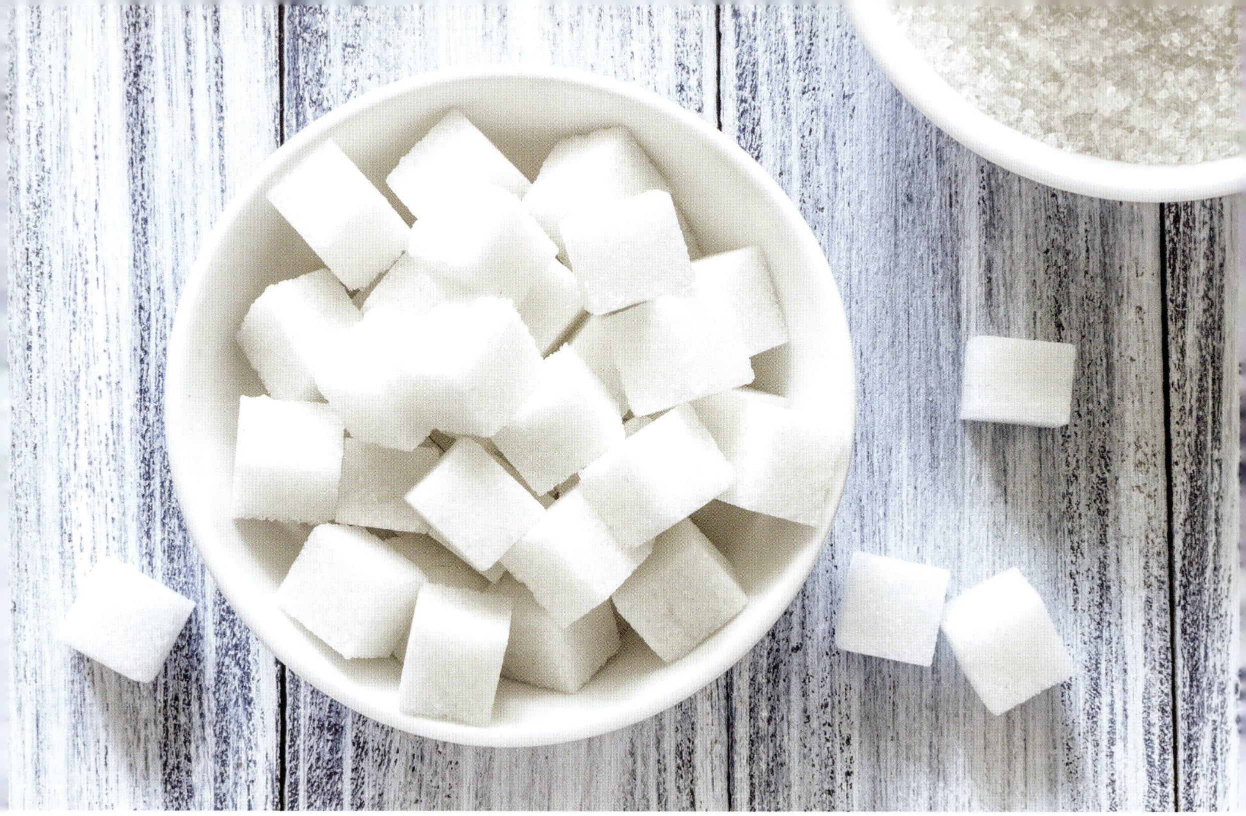

Ernährungsgift Nummer zwei: Zucker

Im Kapitel »Welchen Einfluss hat die Ernährung?« (Seite 12) haben wir dargestellt, welchen negativen Einfluss isolierte Kohlenhydrate auf den Körper haben. Auf dem Weg zu Ihrem Wunschgewicht durch Heilung und Vermeidung entzündlicher Prozesse steht als erster Schritt also der Verzicht darauf. Kohlenhydrate stecken aber nicht nur in Getreide beziehungsweise Produkten aus Weißmehl, sondern natürlich vor allem auch im Industriezucker. Leider ist raffinierter Zucker in der westlichen Ernährung allgegenwärtig: Süßigkeiten, Kuchen oder Fastfood gibt es an jeder Ecke zu kaufen. Sie haben ein großes Verführungspotenzial, denn schließlich wurde die Vorliebe für süßen Geschmack bei den meisten Menschen schon mit der Gabe von Muttermilch entwickelt. Süßes vermittelt somit ein wohliges Gefühl von Geborgen- und Zufriedenheit. Das erklärt, warum wir insbesondere in emotionalen Momenten zu Schokolade & Co. greifen.

Inzwischen hat der Zuckerkonsum in der westlichen Welt allerdings alarmierende Ausmaße erreicht. Täglich bis zu 100 Gramm (!) pro Person, sagt die Statistik. Das ist entschieden zu viel, darüber sind sich alle Ernährungsexperten einig. Denn Industriezucker ist ein Anti-Nährstoff – der Körper braucht ihn für keinen seiner inneren Prozesse. Im Gegenteil: Als Vitalstoffräuber und Entzündungsauslöser belastet er den Organismus und schwächt das Immunsystem. Untersu-

chungen ergaben, dass bereits fünf bis sechs Gramm Zucker pro Tag genügen, um chronische Entzündungen hervorzurufen.
Bedenkt man, dass in einem Esslöffel Ketchup ein Teelöffel Zucker, in 30 Gramm vermeintlich gesunder Frühstückszerealien bereits zehn bis 14 Gramm Zucker und in einer Dose Limonade rund 30 Gramm Zucker enthalten sind, zeigt das die Misere unserer heutigen Ernährung überdeutlich. Das Problem ist hauptsächlich der in verarbeiteten Lebensmitteln und Fertiggerichten versteckte Zucker, ganz zu schweigen von den Zuckermengen in Softdrinks oder Süßigkeiten wie Eis, Schokolade oder Gebäck. Eine Tafel Milchschokolade beispielsweise bringt es auf über 50 Gramm! Die Weltgesundheitsorganisation (WHO) warnt seit Langem vor zu hohem Zuckerkonsum. Sie empfiehlt nachdrücklich, ihn lebenslang einzuschränken. Sowohl bei Erwachsenen als auch bei Kindern sollte freier Zucker weniger als zehn Prozent der täglich aufgenommenen Gesamtenergie ausmachen. Und mittlerweile regt die WHO sogar an: nur fünf Prozent freier Zucker pro Tag, das entspricht 25 Gramm, also etwa sechs Teelöffeln. Die Empfehlung umfasst sowohl Einfachzucker (Monosaccharide), wie Glukose oder Fruktose, als auch Zweifachzucker (Disaccharide), wie Rohr- oder Haushaltszucker.
Übrigens: Brauner Zucker ist nicht besser als weißer Haushaltszucker – weder für die Zähne noch für die Gesundheit oder die Figur.

Zucker in Lebensmitteln

(pro 100 Gramm/100 Milliliter)

Marmelade	70 Gramm
Frühstückszerealien	30 Gramm
Trockenfrüchte	45 Gramm
Honig	70 Gramm
Nuss-Nugat-Creme	60 Gramm
Fruchtjoghurt	15 Gramm
Zwieback	15 Gramm
Schokomuffin	20 Gramm
Obstkonserven	15 Gramm
Müsliriegel	30 Gramm
Bonbons	95 Gramm
Gummibären	45 Gramm
Butterkekse	45 Gramm
Schokoriegel	60 Gramm
Fertigpizza	4 Gramm
Tütensuppe	4 Gramm
Fleischsalat	5 Gramm
Kartoffelsalat, fertig	5 Gramm
Krautsalat, fertig	10 Gramm
Ketchup	25 Gramm
Grillsoßen	25 Gramm
Salsa	20 Gramm
Balsamico-Essig	20 Gramm
Smoothies	10 Gramm
Energiedrinks	10 Gramm
Softdrinks (Cola, Limo)	10 Gramm
Eistee	6 Gramm
Apfelsaft	10 Gramm
Traubensaft	15 Gramm
Buttermilch mit Aroma	15 Gramm

Als kritischer sogenannter »freier Zucker« gilt Industriezucker, aber auch der in Honig oder Fruchtsäften natürlicherweise enthaltene Fruchtzucker (Fruktose). Er gehört als Einfachzucker zu den Kohlenhydraten. Als besonders gesundheitsgefährdend hervorzuheben ist dabei die industriell isolierte Fruktose, zum Beispiel in Maissirup. Sirup aus Mais ist billig herzustellen, extrem süß und wird deshalb von der Nahrungsmittelindustrie fast überall als Süßungsmittel verwendet. Er findet sich in vielen Speisen und Fertiggerichten, aber auch in den meisten Fruchtsäften.

High Fructose Corn Syrup

Der High Fructose Corn Syrup (HFCS) oder Glukose-Fruktose-Sirup ist, wie der Name sagt, eine Kombination aus Fruktose und Glukose und wird größtenteils aus gentechnisch verändertem Mais oder Weizen hergestellt. Dabei wird die darin enthaltene Glukose fermentiert und in Fruktose umgewandelt. Es gilt: je mehr Fruktose, desto süßer der Sirup. HFCS hat einen Fruktoseanteil von bis zu 90 Prozent (!), üblicher Haushaltszucker hat 50 Prozent. Der Sirup ist in zahlreichen Fertigprodukten (Pizza und vielen anderen Tiefkühlgerichten) sowie Getränken (Softdrinks, Fruchtsäften) enthalten.
Keine Einschränkung, weil ohne negative Folgen, gibt es dagegen für den Verzehr von unverarbeitetem Obst, Gemüse oder Milch, in denen ebenfalls Naturzucker stecken. Denn sie enthalten zusätzlich Nähr-, Vital- und Ballaststoffe, die dem Organismus nützen.

Wie viel Zucker konsumiert Europa?

Europaweit werden unterschiedliche Mengen freien Zuckers konsumiert. Gemessen an der täglichen Gesamtkalorienmenge liegen sie beispielsweise in Ungarn und Norwegen bei 7 bis 8 Prozent, in Dänemark, Schweden und Slowenien bei zwölf Prozent, in Spanien und England bei 12 Prozent und in Portugal bei bis zu 25 Prozent. Die Deutschen liegen mit 100 Gramm Zucker pro Tag ebenfalls deutlich über den von der WHO empfohlenen zehn Prozent.

Warum ist freier Zucker eine der schlimmsten drei Ernährungssünden? Zucker hat – neben wenigen positiven (dazu später mehr) – viele negative Auswirkungen auf den Körper. Im Übermaß genossen, begünstigt er Magen-Darm-

Probleme, Fettleber, Gicht und Bluthochdruck. Gleichzeitig kann er aber auch müde, schlapp, antriebslos sowie depressiv machen – und dick! Übergewicht wiederum steht wie bereits erwähnt sehr oft am Anfang zahlreicher schwerer Krankheiten: zum Beispiel von Diabetes Typ 2, Herz-Kreislauf-Erkrankungen, Fettleibigkeit, Demenz oder verschiedenen Autoimmunerkrankungen wie rheumatoider Arthritis, Diabetes Typ 1, chronisch entzündlichen Darmerkrankungen, multipler Sklerose oder chronischer Schilddrüsenentzündung.

Aktuelle Studien bringen zudem den Nachweis für einen Zusammenhang zwischen übermäßigem Zuckerkonsum, entzündlichen Prozessen, Übergewicht und den lebensbedrohlichen Krankheiten Brustkrebs, Darmkrebs oder Nierenkrebs.

In Deutschland ist mehr als die Hälfte der Bevölkerung übergewichtig. Das hat auch damit zu tun, dass die aus dem Wechselspiel von Zuckerkonsum und Insulinproduktion folgende übermäßige Hormonausschüttung die Einlagerung von Fett begünstigt, insbesondere rund um Herz, Leber und Verdauungsorgane.

Zucker und Insulinsensitivität

Wenn wir Süßes essen, steigt der Blutzuckerspiegel und die Bauchspeicheldrüse schüttet das Hormon Insulin aus, um den Insulinspiegel wieder auf Normalniveau zu bringen (siehe Seite 21).

Weil freier Zucker aber »leer« ist und – im Gegensatz zu Obst oder Gemüse mit seinen Ballaststoffen, Mineralien und Vitaminen – ohne viel Verdauungsarbeit ins Blut aufgenommen wird, steigt der Blutzuckerspiegel vergleichsweise sehr rasch an. Deshalb wird genauso schnell Insulin produziert, um das Zuckerhoch auszugleichen. Reagiert die Bauchspeicheldrüse nun zu heftig und schüttet mehr Insulin aus als notwendig, rutscht der Blutzucker unter die Normalgrenze. Das wiederum ist das Signal für den Körper für noch mehr Zuckerbedarf – ein Teufelskreis mit ständigem Hunger auf Süßes und stetiger Insulinproduktion kommt in Gang.

Auf Dauer bringt dieses gefährliche Auf und Ab den Hormonhaushalt gehörig aus dem Gleichgewicht – eine Insulinresistenz droht. Bestimmte Organe (vor allem Leber, Muskel- und Fettgewebe) reagieren nun weniger empfindlich auf Insulin als bei gesunden Menschen oder Menschen mit einer hohen Insulinsensitivität. Das heißt, für eine bestimmte Stoffwechselreaktion braucht der Körper dann eine höhere Dosis an Insulin.

Es gibt zwei Faktoren, welche die individuelle Empfindlichkeit auf das Hormon bestimmen: zum einen eine genetische Komponente, zum anderen der Lebensstil, verbunden mit Ernährung, Stress- und Bewegungslevel. Großen Einfluss hat auch der Körperfettanteil, denn je höher der Fettanteil, desto höher die Menge freier Fettsäuren im Blut. Und diese verschlechtern die Wirksamkeit von Insulin (siehe Seite 21). So zeigen Untersuchungen, dass sich die Insulinsensitivität bei Reduktion des Körperfetts erhöht und bei dessen Zunahme senkt.

Eine schlechte Sensitivität – beziehungsweise Insulinresistenz – scheint ein Abwehrmechanismus des Körpers gegen eine zu hohe Energiezufuhr in Form von einfachen Kohlenhydraten (Zucker, Weißmehl) zu sein. Damit versucht er sich zu verteidigen, indem er es immer schwerer macht, Energie in Form von Körperfett in den Zellen einzulagern. Insofern ist die Insulinresistenz zwar durchaus eine sinnvolle Anpassung, um den Organismus vor weiteren Schäden zu schützen. Wird jedoch längere Zeit nichts dagegen unternommen, kann das massive Gesundheitsprobleme verursachen. Immerhin gilt Insulinresistenz als Leitsymptom des metabolischen Syndroms und wird so mit einer Vielzahl von Volkskrankheiten in Verbindung gebracht. Chronische Entzündungen und damit Übergewicht können außerdem die Folge sein, ebenso die Überforderung der Bauchspeicheldrüse. Eine Regulierung des Körpergewichts und regelmäßige Bewegung (etwa leichtes Kraft- und Ausdauertraining – dazu empfehlen wir Ihnen ab Seite 154 unser speziell auf die Freetox-Diät abgestimmtes HIT-Programm) bilden die Grundlage für die Normalisierung einer Insulinsensitivität.

Aktuelle Studien ergaben, dass selbst kurzfristiges Übergewicht sich aktuell und künftig problematisch auf die Gesundheit auswirken kann. Dazu gehören neben den bereits ab Seite 11 beschriebenen Nachteilen entzündlicher Prozesse im Körper beispielsweise auch Ablagerungen in den Blutgefäßen, die das Risiko für Herzinfarkt und Schlaganfall erhöhen. Sie sind die Folge erhöhter Langzeit-Blutzuckerwerte und damit einer überforderten Bauchspeicheldrüse, die es nicht mehr schafft, den Blutzuckerspiegel zu regulieren. Überschüssiger Zucker im Blut begünstigt die gefährlichen Ablagerungen in den Gefäßen.

Ist Übergewicht erblich?

Vor allem in einer Schwangerschaft ist es besonders wichtig, dass die Darmflora der Mutter intakt ist. Denn sie beeinflusst die Bakterienzusammensetzung im Darm des Babys. So vermuten Experten, dass der teuflische Kreislauf um zu viele Pfunde bereits im Mutterleib beginnt und eine Neigung zu Übergewicht somit vorprogrammiert ist.

Zucker und Darmflora

Wer viel Industriezucker konsumiert, läuft außerdem Gefahr, dass sich dies auch negativ auf seine Darmflora auswirkt. Außer Verdauungsproblemen wie Bauchschmerzen, Blähungen, Durchfall, Verstopfung oder Pilzbefall kann das zudem Gewichtsprobleme zur Folge haben. Wissenschaftler gehen der Frage nach, welchen Einfluss die Darmflora auf verschiedene Körperfunktionen hat. Inwiefern wirkt sich beispielsweise das Milieu des Darms auf das Gewicht aus? Bereits nachgewiesen wurde, dass sowohl Entzündungsprozesse als auch die Insulinsensitivität davon beeinflusst werden (siehe Seite 16).

Nicht nur eine zucker- und weißmehlhaltige Ernährung hat einen Einfluss auf die Zusammensetzung der Darmflora. Vielmehr sind es auch zum Beispiel Stress, Zeitnot oder Medikamente (Antibiotika), die sich hier negativ auswirken. Für eine ausgeglichene Darmflora ist es deshalb notwendig, nicht nur die schädlichen Anti-Nährstoffe, sondern auch solche Faktoren zu meiden. Denn ein gesunder Darm ist maßgeblich für die Leistungsfähigkeit unseres Immunsystems verantwortlich. Damit reduziert er das Risiko für Übergewicht, für Nahrungsmittelunverträglichkeiten, chronische Entzündungen oder Pilzinfektionen. Fazit: Wenn in unserem Körper und Darm aufgrund der richtigen Ernährung und Lebensweise ausreichend nützliche Bakterien ihre Arbeit tun und damit unter anderem die Verdauung gesund und die Abwehr optimal sind, ist das die beste Voraussetzung für Gesundheit, Wunschgewicht und Leistungsfähigkeit.

Was ein Zuviel an Zucker außerdem bewirken kann, zeigte eine Untersuchung, die an Mäusen durchgeführt wurde: Mäuseweibchen erhielten ein Viertel der täglichen Kalorienzufuhr in Form von Fruktose (Fruchtzucker) und Glukose (Traubenzucker). Die Folge: ein zweimal höheres Sterberisiko als die konventionell ernährte Kontrollgruppe. Bei den

Was schadet der Darmflora?

- **Zucker**
- **Getreide/Gluten**
- **Zusatzstoffe (verarbeitete Lebensmittel)**
- **Pestizide (konventionell erzeugte Lebensmittel)**
- **Übersäuerung**
- **Antibiotika**
- **Chemische Verhütungsmittel (Pille)**
- **Fluoride (Zahnpasta, Salz)**
- **Chlor (Leitungswasser)**
- **Stress**

Mäusemännchen wirkte sich das gezuckerte Futter negativ auf ihre Fruchtbarkeit aus.

Die gute Seite von Zucker

Wenig bekannt ist, dass Zucker zur Wundbehandlung eingesetzt werden kann. Vor allem bei Brandwunden haben Ärzte damit schon gute Heilerfolge erzielt, aber auch als Unterdrücker von Infektionen wird er verwendet. Diese Eigenschaft hilft zum Beispiel auch beim Herstellen von Marmelade. Denn durch den hohen Zuckeranteil (bis 50 Prozent) haben Bakterien oder Schimmelsporen keine Chance. So viel zur äußerlichen Anwendung.

Aber auch innerlich hat Zucker bekanntlich seine Vorzüge: Er dient nämlich zur schnellen Bereitstellung von Energie. Das liegt daran, dass er schnell ins Blut gelangt und damit sowohl dem Gehirn als auch den Muskeln nahezu direkt zur Verfügung steht. Wer vor einer besonderen geistigen (Prüfung) oder körperlichen (Wettkampf) Anstrengung steht, versorgt sich deshalb gern mit Traubenzucker, süßen Getränken oder Schokoriegeln.

Natürlich ist es nicht leicht, komplett auf Zucker zu verzichten. Warum? Weil Zucker glücklich macht! Und deshalb leicht abhängig! **Studien zeigen, dass Zucker im Gehirn die gleichen Aktivitätsmuster erzeugt wie Drogen.** Hinzu kommt, dass viele Erwachsene als Kinder ausgerechnet mit Süßigkeiten belohnt wurden oder sie als Trostpflaster bekamen. Eine solche Konditionierung ist schwer zu durchbrechen. Denn damit hat Süßes eine große emotionale Bedeutung, die dann auch bei den Erwachsenen dazu führt, dass sie bei Stress und Frust zu Zuckerhaltigem greifen. Meist natürlich unbewusst – und das nutzt die Zuckerindustrie für den Absatz ihres Produkts gerne aus.

Mit unseren leckeren Rezepten ab Seite 67 verführen wir Sie dazu, 28 Tage komplett auf freien Zucker zu verzichten. Keine Angst, wir haben für Ersatz gesorgt. Denn die Süße von Früchten und/oder Erythrit, einem feinkörnigen Zuckerersatz aus dem Reformhaus, erlaubt es, auch süße Speisen zuzubereiten. Lassen Sie sich überraschen!

Weniger Zucker im Alltag

Achten Sie bei Fertiggerichten oder verarbeiteten Lebensmitteln auf die Zutatenliste: Alles, was auf »-ose« oder »-in« endet, »Zucker« oder »Sirup« im Wortstamm enthält, deutet darauf hin, dass hier gesüßt wurde. Setzen Sie bei den Grundnahrungsmitteln lieber auf Obst, Gemüse, Kartoffeln oder Reis – wie in unseren Rezepten. Meiden Sie zuckerhaltige Getränke und Fertigprodukte. In Fertigsoßen und -suppen, in Ketchup oder auch Fruchtjoghurts versteckt sich deutlich mehr Zucker, als man annimmt (siehe auch Liste auf Seite 35).

Reduzieren Sie den Zucker, wo Sie können. Im Kaffee oder Tee ebenso wie etwa in Backrezepten. Die darin angegebenen Mengen sind meist unnötig hoch. Probieren Sie's aus – Ihr Lieblingskuchen oder bevorzugtes Heißgetränk schmeckt auch mit weniger Zucker. Leider sind die oft

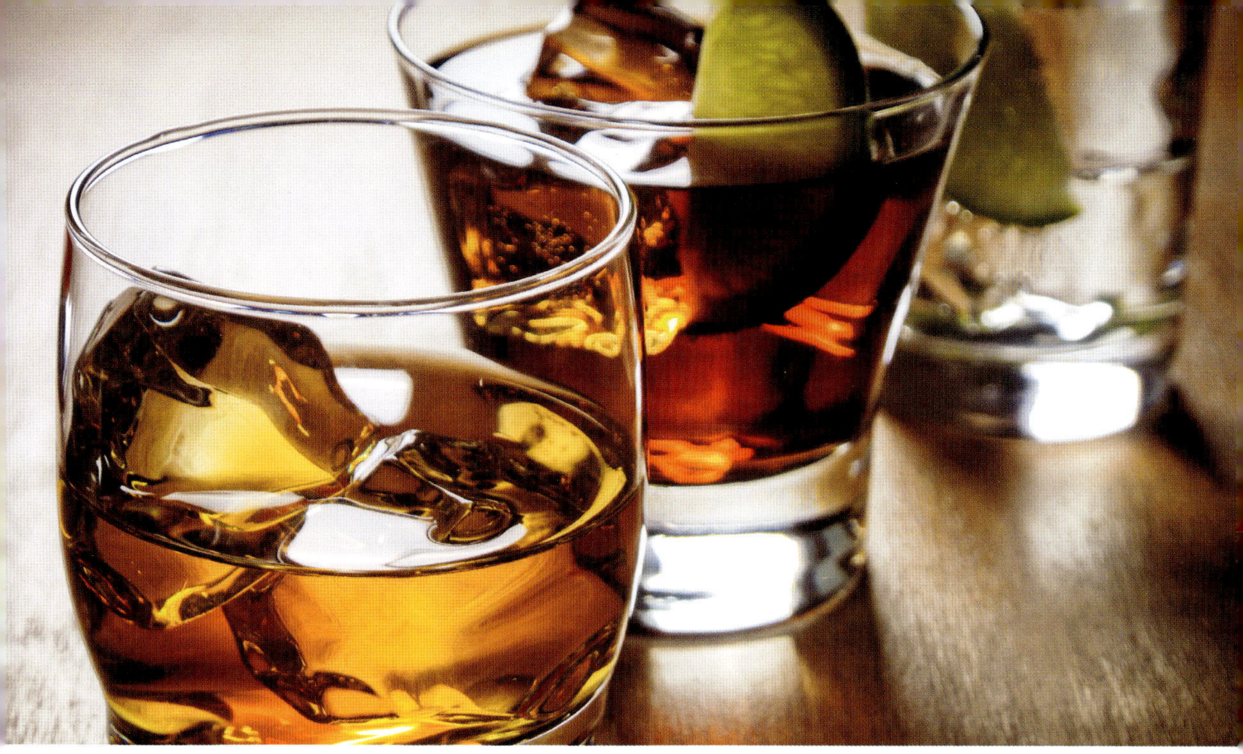

gelobten Zuckerersatzmittel wie Honig oder Agavendicksaft, aber auch Rübenkraut und Fruchtextraktpüree nicht besser als normaler Haushaltszucker. Gesunde Alternativen sind also rar, denn auch Aspartam, Xylit oder Kokosblütenzucker sind keine Lösung. Und ob Stevia sowie Saccharin oder Cyclamat ungesund sind oder nicht, darüber sind sich die Experten noch nicht einig. Finger weg auch von Light-Produkten. Sie enthalten zwar weniger Fett, dafür aber mehr Zucker. Und bevor Sie zu Softdrinks greifen, in denen besonders viel Zucker enthalten ist, entscheiden Sie sich besser für Wasser, ungesüßten Tee oder Saftschorle.

Übrigens: Bei Heißhunger auf Süßes hilft der Duft von Vanille. Er löst ein Zuckersättigungsgefühl aus. Geben Sie einfach ein paar Tropfen in eine Duftlampe.

Ernährungsgift Nummer drei: Alkohol

Als Zellgift kann Alkohol bereits in minimalen Dosen gesundheitsschädlich sein. Bislang hieß es zwar, dass ein Glas Rotwein täglich durchaus gesund sein könne. Doch das ist falsch! Aber wie kann das sein? Was ist mit »ein Gläschen in Ehren kann niemand verwehren«? Bis jetzt galt doch immer: Mäßiger Alkoholgenuss ist gut fürs Herz, schützt vor Arteriosklerose und verlängert das Leben. Warum soll sich das geändert haben? Immerhin kamen im Jahr 2006 italienische Forscher aufgrund der Ergebnisse von 34 Studien zu dem Schluss, dass speziell für Männer ein bis zwei kleine Gläser Wein oder Bier (zehn bis 20 Gramm Alkohol) täglich gesund seien. Frauen indes sollten für einen gesundheitlich positiven Effekt weniger als die Hälfte trinken.

Aktuelle Untersuchungsergebnisse aus England schüren nun Zweifel an solchen Aussagen. Begründung: statistische Unsauberkeiten und methodische Fehler in den früheren Studien. Hinzu kommt, dass es keine Belege dafür gibt, dass die damals beobachteten positiven Effekte auf den Alkohol zurückzuführen waren. Auch in Australien kamen Forscher zu der Erkenntnis, dass es »sich selbst für moderate Trinker in Hinblick auf ihre Herz-Kreislauf-Gesundheit auszahlen könne, die Alkoholmengen zu reduzieren«.

Also Schluss mit dem entspannenden Glas Rotwein oder Bier zum Feierabend? Kein »Alkohol ist gut fürs Herz und schützt vor Herzinfarkt, weil er in Maßen getrunken Durchblutungsstörungen verhindern kann«? Waren die positiven Wirkungen auf Gefäße und Cholesterin eine Lüge?

Die Lüge vom Alkohol in Maßen

Zumindest sind sie nur die halbe Wahrheit. Denn, so verlautet es aus dem Heidelberger Zentrum für Alkoholforschung, die herzschützende Wirkung des Alkohols komme nur einer sehr kleinen Gruppe von Menschen zugute – nämlich den Älteren und jenen, die ein Risiko für einen Herzinfarkt hätten oder gehabt hätten. Das heißt, nur für den, der über 60 Jahre alt und herzkrank (oder kurz davor) sei, lohne sich ein Gläschen am Abend. Und zwar unabhängig von der Art des Alkohols – für ihn sei es also egal, ob er Wein, Bier oder Schnaps bevorzuge. Dabei seien die günstigen Wirkungen von Alkohol aber ziemlich gering.

Für junge und gesunde Menschen gelte aber nicht einmal das. Sie hätten von Alkohol vielmehr keinerlei gesundheitliche Vorteile – im Gegenteil. Für sie gilt: Alkohol ist vor allem ein Zellgift, das viele Organfunktionen und die Erbsubstanz verändert. Alkohol überwindet nämlich jede Barriere im Körper, gelangt über das Blut an jede Zelle und dringt in sie ein. Bei seiner Verstoffwechselung entstehen Gifte, die gewaltige Schäden anrichten können. Unter normalen Umständen hat der Körper die Möglichkeit, leichtere Schäden zu reparieren. Doch Alkohol schädigt bei nachhaltigem Genuss auch diese Reparaturmechanismen.

Aber nicht nur das: Schließlich erreicht Alkohol mit sieben Kilokalorien pro Gramm fast den Energiegehalt von Fett, bietet dem Körper aber im Gegensatz dazu keinerlei lebenswichtige Inhaltsstoffe. Und bei einem durchschnittlichen Pro-Kopf-Verbrauch in Deutschland von jährlich zehn Litern reinem Alkohol tragen die alkoholhaltigen Genussmittel Bier, Wein oder Longdrinks damit auch noch wesentlich zur Entstehung von Übergewicht bei.

Hierzulande konsumieren immerhin rund 9,5 Millionen Menschen so viel Alkohol, dass die Menge der Gesundheit schaden kann – das sind jeder fünfte Mann und fast jede sechste Frau. Dabei ist das Krankheitsrisiko deutlich erhöht

- für Frauen, wenn sie täglich mehr als zwölf Gramm reinen Alkohol trinken,
- für Männer, wenn sie täglich mehr als 24 Gramm reinen Alkohol trinken.

Alkoholmenge berechnen

Wie errechnet sich der Alkoholgehalt eines Getränks?
Sie brauchen dazu

- die Menge des Getränks in ml
- den Alkoholgehalt in Volumenprozent (Vol.-%)
- das spezifische Gewicht von Alkohol = 0,8 g/cm³

Die Formel:

Menge in ml × (Vol.-% / 100) × 0,8
=
Gramm reiner Alkohol

Beispiele:

- 1 Flasche Bier (330 ml, 4,8 Vol.-%): 330 ml × (4,8 / 100) × 0,8 = 12,7 g Alkohol
- 1 Glas Wein (100 ml, 11 Vol.-%): 100 ml × (11 / 100) × 0,8 = 8,8 g Alkohol
- 1 Glas Tequila (20 ml, 38 Vol.-%): 20 ml × (38 / 100) × 0,8 = 6,1 g Alkohol

Etwa 1,3 Millionen Menschen gelten laut der Drogenbeauftragten der deutschen Bundesregierung sogar als alkoholabhängig – Tendenz steigend. Jährlich sterben an direkten oder indirekten Folgen von Alkoholmissbrauch hierzulande 74 000 Menschen.

Folgen für den Körper

Nach dem Konsum von Alkohol dauert es eine halbe bis eine Stunde, bis die höchste Alkoholkonzentration im Blut erreicht ist. Er gelangt bis in die letzten Zellen des Körpers und tut dort seine Wirkung. Im Gehirn etwa beeinflusst er die Funktion der Nervenzellen – je nach Dosis stimulierend oder hemmend. In der stimulierenden Phase wird der Neurotransmitter Dopamin ausgeschüttet. Er ist der Grund, warum manche Menschen regelmäßig Alkohol konsumieren: Sie können dann besser entspannen und erleben ein kurzfristiges Wohlgefühl. Diese Wirkung ähnelt übrigens anderen Drogen oder Nikotin.

Ein kleiner Anteil des Alkohols (etwa zwei bis fünf Prozent) verlässt den Körper über Urin, Schweiß oder Atmung. Der Rest verbleibt zunächst in der Leber, die dann für den Abbau des Zellgifts Höchstleistung erbringen muss: 0,1 bis 0,2 Promille pro Stunde – abhängig etwa von Körpergröße und Gewicht.

Zu den ernst zu nehmenden Folgekrankheiten eines hohen Alkoholkonsums können Fettleber, Alkoholhepatitis, Leberzirrhose, Bauchspeicheldrüsen-, Speiseröhren- und Magenschleimhautentzündung sowie eine Vergrößerung des Herzmuskels und Krampfanfälle gehören. Außerdem wirkt zu viel Alkohol narkotisierend und lähmend, schränkt also die motorische und psychische Kontrolle ein.

Die Gefahren sind von Mensch zu Mensch natürlich unterschiedlich und hängen von mehreren Faktoren ab wie Genen, Geschlecht, Körperbau, Alter und gesundheitlichem Zustand. Das sind die Risiken:

Herz: Jeglicher Alkoholkonsum beeinflusst das Herz negativ – zu dieser Erkenntnis kommt eine neuere Metaanalyse aus den USA zu Trinkgewohnheiten und der Herz-/Gefäßgesundheit von 260 000 Männern und Frauen. Bisher hatten zwar zahlreiche Beobachtungsstudien dem gelegentlichen Konsum von insbesondere Rotwein eher fördernde Effekte für das Herz attestiert. Doch das ist dem im Rotwein enthaltenen Antioxidans Resveratrol zuzuschreiben. Und das ist ebenso in Traubensaft enthalten – nur eben ohne den oxidativen Stress verursachenden Alkohol.

Leber und Bauchspeicheldrüse: Die empfindliche Leber ist zuständig für den Abbau von Alkohol im Körper. Bei Überbeanspruchung läuft sie Gefahr, eine Leberschwellung, Leberverfettung, Leberschrumpfung oder Leberkrebs zu

Alkohol in der Schwangerschaft

Jeder von der Mutter während der Schwangerschaft getrunkene Schluck Alkohol geht direkt in den Körper des Ungeborenen über. Schon eine geringe Menge Alkohol in der Schwangerschaft kann für das Kind schlimme Folgen haben: Missbildungen, ein gestörtes Zentralnervensystem, Verhaltensstörungen. Fazit: Es gibt für Schwangere keine unbedenkliche Trinkmenge!

entwickeln. Das Perfide daran ist, dass solche Schäden nicht unbedingt spürbar sind. Deshalb gibt es über lange Zeit scheinbar keine Notwendigkeit, seinen Lebensstil zu ändern. Ganz anders bei der Bauchspeicheldrüse: Entzündungen sind hier extrem schmerzhaft.

Männer, die täglich mehr als drei Gläser Bier oder Wein trinken, haben ein sechsmal höheres Risiko, an Leberzirrhose zu erkranken, bei mehr als fünf Gläsern Bier oder Wein ein über 50-fach höheres Risiko! Und weil die Leber von Frauen das Genussgift grundsätzlich langsamer abbaut als die von Männern, haben sie bei regelmäßigem Alkoholgenuss ein noch höheres Risiko für Leberkrankheiten.

Magen und Darm: Zu viel Alkohol kann die Magenschleimhaut entzünden und zu Blutungen führen. Außerdem begünstigt er Schäden an der Schleimhaut des Dünndarms. So kann es zu Mangelerscheinungen kommen, weil wichtige Nährstoffe dann nicht mehr aufgenommen werden können.

Körpergewebe: Alkohol kann Krebs auslösen – vor allem in Mund, Rachen, Speiseröhre, Dickdarm und Brustdrüsen. Für Frauen gilt ein erhöhtes Risiko für Brustkrebs bereits bei einem geringen regelmäßigen Konsum von Alkohol.

Gehirn: Die Wirkung von Alkohol auf Hirnzellen ist bekannt – sie hat das Potenzial, die Persönlichkeit zu verändern. Denn jeder Rausch zerstört Millionen von Gehirnzellen. Der Zerfall verläuft schleichend. Es beginnt mit verminderter Gedächtnis- und Konzentrationsfähigkeit

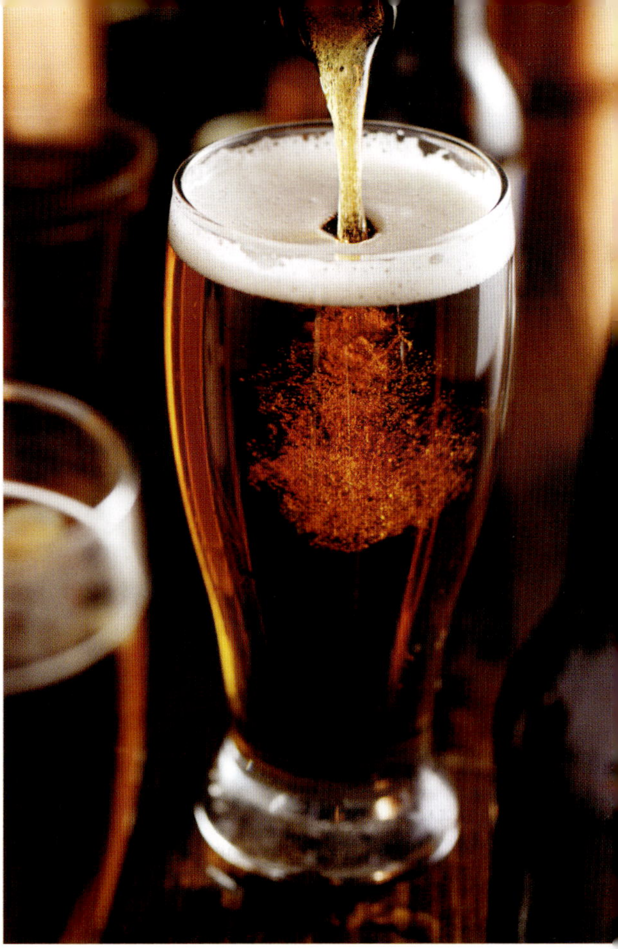

und stört später die Urteilsfähigkeit und Intelligenz.

Weitere mögliche Folgen sind Stoffwechselstörungen (Diabetes), Hautveränderungen, Störungen der Potenz und des sexuellen Erlebens sowie Erkrankungen der Muskulatur. Ebenso sind negative Auswirkungen auf das Herz-Kreislauf-System erwiesen. So kann regelmäßiger Alkoholkonsum zu Herzrhythmusstörungen, Herzmuskelentzündungen und Bluthochdruck führen. Die Gefahr für einen Schlaganfall steigt überproportional, weil der Bluthochdruck von Alkoholgeschädigten oft irreversibel ist.

Inzwischen warnen aus all diesen Gründen sowohl Onkologen als auch Kardio-

Gut für die Stimmung – schlecht für die Gesundheit

Dass Bier, Wein & Co. in weiten Teilen der Bevölkerung so beliebt sind, liegt an der als angenehm empfundenen belebenden und stimmungssteigernden Wirkung geringer Mengen Alkohols. Er hilft, Hemmungen und Ängste abzubauen, und kann die Kontakt- und Kommunikationsbereitschaft fördern. Zum gesellschaftlichen Problem wird er, wenn mehr getrunken wird und die heitere Stimmung in Gereiztheit, emotionale Unzugänglichkeit sowie in Aggression und Gewalt umschlägt.
Wer sein »Tröpfchen in Ehren« trotzdem nicht lassen kann, bei dem sollte wirklich nur der Genuss an erster Stelle stehen und auf keinen Fall das Bedürfnis nach Entspannung, denn damit steigt die Gefahr der Abhängigkeit. Stress lässt sich auch ohne Bier oder Wein abbauen, und Gewohnheiten kann man ändern. Deshalb gilt immer – auch für gesunde Menschen: Weniger ist besser! Verzichten Sie an mindestens zwei Tagen in der Woche komplett auf Alkohol. Damit beugen Sie der Gewöhnung vor und geben der Leber die Gelegenheit, sich zu regenerieren.

logen vor dem Genuss von Alkohol. Sie empfehlen, möglichst gar keinen Alkohol zu trinken.

Weitere Gefahren von Alkohol

Abgesehen von all den genannten körperlichen Folgen regelmäßigen und übertriebenen Alkoholkonsums stehen im Rahmen der Freetox-Diät zwei weitere Gefahren für Gesundheit und Wohlbefinden in unserem Fokus: die Schwächung des Immunsystems sowie die Gewichtszunahme. Beide Symptome befördern und unterstützen die negativen gesundheitlichen Konsequenzen, die wir bereits in den Kapiteln zu Getreide (ab Seite 25) und Zucker (ab Seite 34) beschrieben haben – einschließlich der entzündlichen Prozesse und deren benannten Risiken. Das heißt: Jedes der drei Ernährungsgifte Getreide, Zucker und Alkohol steht schon für sich allein im Verdacht, äußerst bedenkliche Schäden anzurichten. Doch im »Triumvirat« kann sich ihr Genuss über längere Zeit geradezu verheerend auswirken. Eine Entlastung des Körpers von

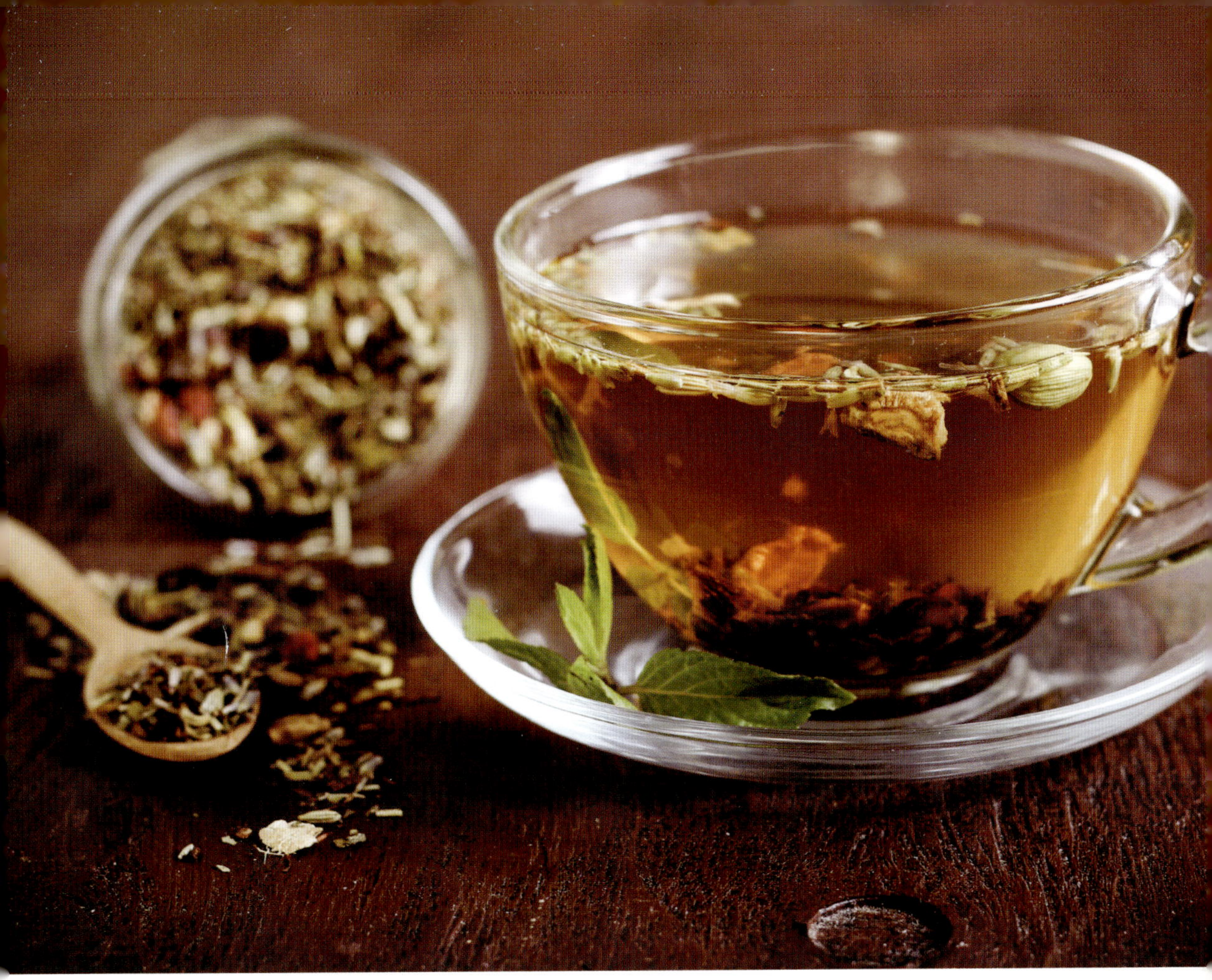

diesen »Giftstoffen« ist also dringend geraten, um erfolgreich zu gesunden und abzunehmen, das Immunsystem auf Vordermann zu bringen und das allgemeine Wohlbefinden sowie die Leistungsfähigkeit wieder zu stärken.

Die richtige Getränkewahl

Wer es schafft, während unseres 28-Tage-Plans zur Gesundung entzündlicher Prozesse im Körper ganz auf Alkohol zu verzichten, hat also zusätzlich gute Karten im Kampf gegen Übergewicht und Abwehrschwäche. Ihm seien Mineral-, Tafel- und Heilwässer sowie ungesüßte Kräutertees als Durstlöscher empfohlen. Um die entzündungsbedingten Abfallprodukte auch über den Urin schnellstmöglich ausscheiden zu können, sollten es schon mindestens zwei Liter pro Tag sein. Eine wunderbare und wohlschmeckende Alternative hat der Konstanzer Apotheker Dr. Daniel Hölzle exklusiv für uns kreiert: Dr. Despeghels Freetox-Tee, zu beziehen über www.tee.freextox-diaet.de, unterstützt dabei, den Körper während des 28-Tage-Plans zu entspannen, die Entzündungen im Bauchfettgewebe zu stoppen und durch die basischen Kräuter die Stoffwechsellage zu verbessern. Jeder Bestandteil trägt auf seine Weise zum Gesamteffekt bei:

Brombeerblätter wirken zum einen entzündungshemmend. Das beginnt bereits im Darm und setzt sich in allen Geweben des Körpers bis hin zur Niere fort. Gleichzeitig zeigt eine Studie der Universität Braunschweig, dass Brombeerblätter zu den Kräutern mit dem höchsten Gehalt an Antioxidanzien gehören.

Hagebuttenschalen: Der Vitamin-C-Gehalt der Hagebutte wird nur noch vom Sanddorn übertroffen. Zusammen mit dem ebenfalls enthaltenen Lycopin wirkt das Vitamin C schützend vor Radikalen und stimulierend auf das Immunsystem. Der hohe Gehalt an Eisen wirkt positiv auf das Blutbild und Vitamin B_1 unterstützt die Nerven. Durch die harntreibenden Gerbstoffe wird zusätzlich eine entsäuernde Wirkung erreicht. Ganz nebenbei schmeckt die Hagebutte auch noch gut.

Weihrauch: Schon im Altertum galt Weihrauch als kostbarste Gabe der Natur. Heute wissen wir viel über seine Heilwirkung, entdecken aber noch immer neue positive Effekte. Die besondere Stärke des Weihrauchs ist seine entzündungshemmende Wirkung. Diese ist besonders ausgeprägt bei chronischen Entzündungen.

Mädesüßkraut: Das Mädesüßkraut gehört zu den Multitalenten der Natur. Es wirkt vor allem entsäuernd – bei gleichzeitiger Aktivierung des Stoffwechsels über die Leber. Darüber hinaus ist es durch seinen Gehalt an Salicylaten entzündungshemmend. Dabei ist der Weg der Entzündungshemmung ein anderer als bei Weihrauch und Brombeerblättern. Damit erhöht sich der Gesamteffekt der Teemischung deutlich.

Wilde Yamswurzel: Für sie findet man in der Literatur immer wieder die Begriffe »Anti-Aging-Wurzel« oder »pflanzlicher Jungbrunnen«. Wir beschreiben ihre Wirkung lieber wissenschaftlich: Am besten untersucht ist der Hauptwirkstoff, das Phytohormon Diosgenin. Dies hat einerseits eine zellschützende Wirkung, vermindert also tatsächlich die Alterung von Zellen. Für uns interessant ist hier vor allem, dass es diesen Effekt durch Hemmung von Entzündungsreaktionen in den Zellen erzeugt. Da Diosgenin sich gerne im Fettgewebe anreichert, wirkt es besonders in Fettzellen. Andererseits schützt es den Körper vor freien Radikalen. Anders als die Brombeere und die Hagebutte erreicht die Yamswurzel dies nicht durch eigene Antioxidanzien, sondern durch Verbesserung des körpereigenen Schutzes.

Fenchelsamen: Fenchel soll zunächst den Geschmack angenehm beeinflussen, aber auch die Wirkbreite des Tees optimieren. Denn Fenchel komplettiert die basischen Effekte des Mädesüßkrautes und erleichert die Ausscheidung von »Stoffwechselabfall« sowohl über die Niere als auch über den Darm. Natür-

Freie Radikale – erwünscht, unerwünscht?

Hauptsächlich bekannt als »Feinde« im Körper, gibt es durchaus Situationen, in denen die Anwesenheit freier Radikale erwünscht und nützlich ist. Und zwar bei sämtlichen Entzündungsprozessen: Denn um dann effizient gegen Krankheitserreger vorzugehen und den Organismus dabei zu unterstützen, die Entzündungen auszuheilen, produziert der Körper vermehrt freie Radikale. In diesem Fall können sie also sehr hilfreich sein. Gleichzeitig aber sind wir zahlreichen unerwünschten freien Radikalen ausgesetzt. Sie gelangen beispielsweise über Nahrung, Rauchen, Umweltbelastungen in unseren Körper oder entstehen durch Stress.

Unter den Bedingungen unserer westlichen Lebensart gibt es in Summe deshalb meist übermäßig viele freie Radikale, sodass ihre Gegenspieler, die Antioxidanzien, ins Hintertreffen geraten. Das macht sie riskant für unsere Gesundheit, denn aus dem Gleichgewicht geraten, werden sie autoaggressiv und greifen Gewebe an. Damit fördern sie immer wieder neue Entzündungsprozesse. Deshalb ist es für unser Wohlbefinden und einen gesunden Organismus so wichtig, dafür zu sorgen, dass wir über die Nahrung genügend hochwertige Antioxidanzien aufnehmen. Nur so können wir chronische Entzündungen und die daraus folgenden erheblichen Zellschäden abwehren.

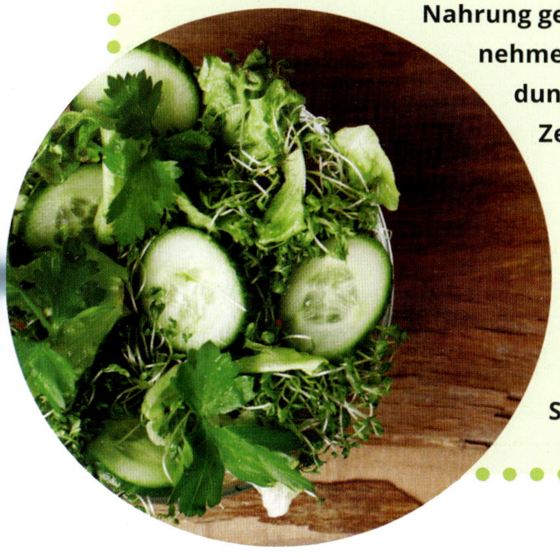

Gute Lieferanten von Antioxidanzien sind Gemüse, Obst, Salat, Wildpflanzen, Sprossen und frische Kräuter – und unser Freetox-Tee. Die Bezugsquelle für Dr. Despeghels Freetox-Tee finden Sie auf Seite 157.

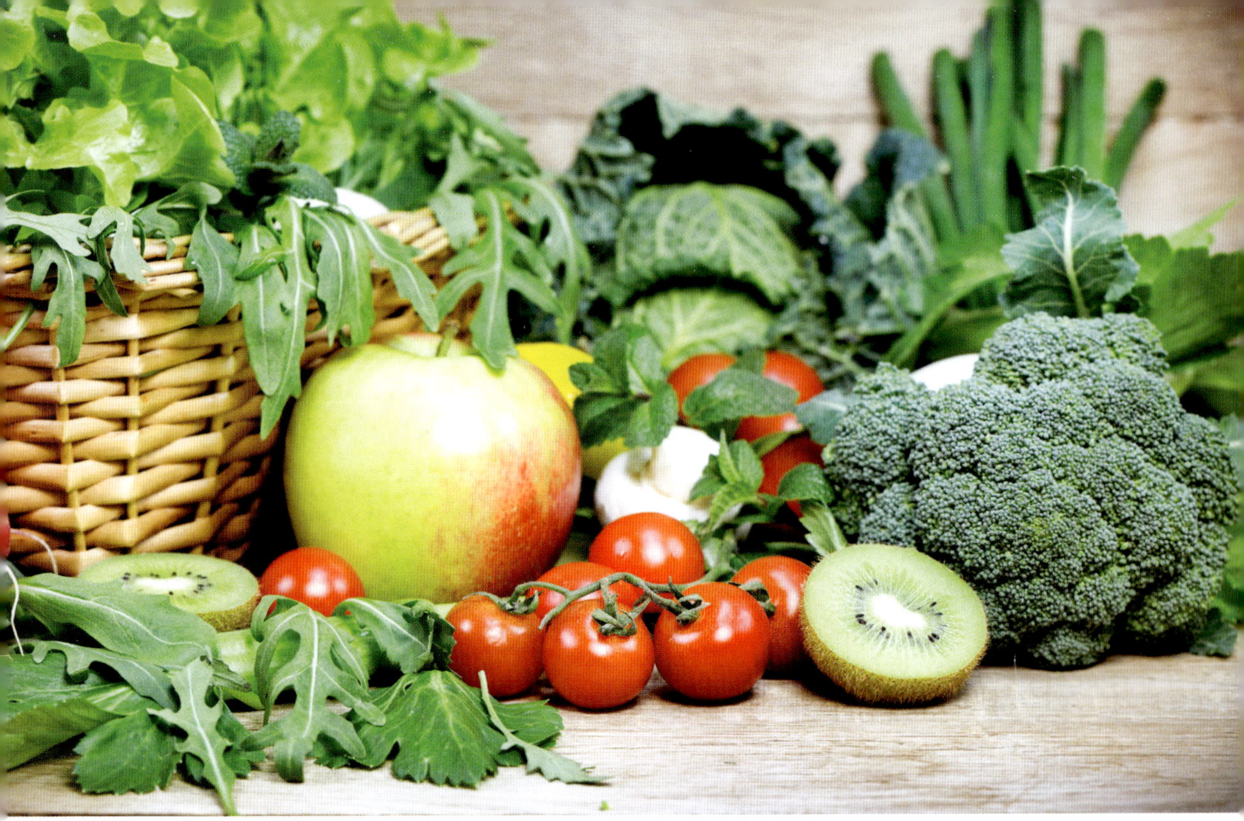

lich wollen wir auch die libidosteigernde Wirkung des Fenchels hier nicht verschweigen.

4. Antiinflammatorische Lebensmittel: die beste Wahl gegen Entzündungen

Ganz schön starker Tobak bis hierher – nicht wahr? Schließlich haben wir Ihnen ziemlich deutlich gemacht, was eine »falsche« Ernährung und ein ungesunder Lebensstil in Ihrem Körper anrichten können. Aber Hand aufs Herz: Abgesehen von den neuesten Erkenntnissen aus medizinischen Studien wussten Sie wahrscheinlich vieles bereits, haben es gelesen oder gehört – zumindest geahnt.

Die große Herausforderung ist ja nicht, etwas überhaupt zu wissen – schon gar nicht in unserer überbordenden und uns meist sogar überfordernden Informationsgesellschaft. Vielmehr gilt es, aus den auf uns täglich einprasselnden Informationen das für uns jeweils Relevante herauszufiltern und in eine Erkenntnis umzuwandeln. Also sich klar darüber zu werden, ob das Thema für einen selbst von Bedeutung ist oder sein könnte und ob es Vorteile für einen haben kann. Erst dann haben wir die Möglichkeit, erworbenes Wissen auch umzusetzen und ins eigene Leben zu integrieren. Und das ist bekanntermaßen gar nicht so einfach. Denn Gewohnheiten und Prägungen sind nicht zu unterschätzen. Wir alle sind davon gesteuert, meist ohne es zu merken. Wer daran etwas ändern will, für den heißt es, sich bewusst zu machen, was man eigentlich so den ganzen Tag tut und denkt und isst! Was macht den eigenen Lebensstil aus, und welche

Konsequenzen hat das für Wohlbefinden, Gesundheit und Leistungsfähigkeit?
Um Ihnen dabei zu helfen, sich zumindest darüber klar zu werden, was Sie idealerweise essen sollten, erhalten Sie in diesem Kapitel eine umfassende Übersicht über die besten Lebensmittel

- gegen Entzündungen,
- für ein gut funktionierendes Immunsystem sowie
- für einen Tipptopp-Fettstoffwechsel.

Am besten machen Sie sich zur Analyse Ihrer individuellen Ist-Situation eine Liste aller Lebensmittel, die Sie in einer Woche bislang hauptsächlich zu sich nehmen: Brot, Fastfood, Fertiggerichte, Fisch, Fleisch, Gemüse, Kartoffeln, Kuchen, Obst, Pasta, Wurst ...? Vergleichen Sie sie mit den hier aufgezählten antiinflammatorischen Lebensmitteln, die wir Ihnen natürlich auch für die Zeit nach unserer abwehrstärkenden Freetox-Diät wärmstens empfehlen. Unser Rezeptteil ab Seite 67 beruht ausschließlich auf solchen Produkten.
Das bedeutet, dass während der vier Wochen konsequent alle potenziellen Entzündungsförderer weggelassen werden. Also: kein Getreide, kein Zucker, kein Alkohol – und natürlich keine hauptsächlich industriell verarbeiteten Lebensmittel wie Nudeln, Brot und Gebäck. Der Verzicht auf solche »leeren« Kohlenhydrate hält wie bereits erklärt zum einen den Insulinspiegel in Balance – das verhindert Heißhunger und damit die Versuchung, unkontrolliert zusätzliche Kalorien zu sich zu nehmen. Zum anderen werden der Organismus und insbesondere der Verdauungstrakt nicht mit Anti-Nährstoffen belastet. Das verringert – wie gewünscht – die Anfälligkeit für Entzündungen. Doch damit nicht genug: Denn der »neue« Speiseplan macht Platz für die überzeugenden und gesunden Entzündungshemmer Obst und Gemüse. Keine Angst, Sie brauchen mit unseren Rezeptvorschlägen kein Vegetarier zu werden. Es gibt auch Fleisch und Fisch – in Maßen!
Die wichtigsten Maßnahmen für die Umstellung auf eine »gesunde« Ernährung sind: frische Lebensmittel, qualitätsorientierter Einkauf, schonende Zubereitung. Achten Sie deshalb beim Einkauf Ihrer Zutaten nicht hauptsächlich auf den Preis. Gute Qualität und Frische können nicht superbillig sein. Schließlich wollen Sie nicht nur irgendwelche Nahrung zu sich nehmen, sondern Produkte, die den Namen »Lebensmittel« auch verdienen und damit Ihren Körper bestmöglich »am Leben«, gesund und fit erhalten. Das können sie jedoch nur dann, wenn sie zum einen frisch sind, zum anderen aber möglichst unbelastet von Pestiziden und anderen Umweltgiften. Diese Voraussetzungen erfüllen ausschließlich Produkte in Bioqualität!
Eine erfolgreiche Entgiftung und Abheilung entzündlicher Prozesse kann deshalb nur gelingen, wenn Sie zumindest während der vier Wochen unserer Free-

Gift im Essen

Glyphosat ist der in Deutschland und weltweit meistverwendete Unkrautvernichter. Er steht im Verdacht, Krebs auszulösen und dramatische Veränderungen des Erbguts hervorzurufen, so auch Embryonen zu schädigen. Das Gift wird industriell besonders zur Behandlung von Getreide und Raps, aber gerne auch von Hobbygärtnern in ihren Kleingärten verwendet. Bekannt ist vor allem die Handelsmarke Roundup. Seine Rückstände sind inzwischen im Urin des Menschen nachweisbar, weil die Felder weltweit – extrem vor allem in Südamerika – stark damit behandelt werden. In Norddeutschland beispielsweise gibt es inzwischen Nutzvieh mit schweren Missbildungen, die sich auf Glyphosat zurückführen lassen. Aber auch Menschen, die mit diesen Tieren arbeiten, leiden unter Kopfschmerzen, Übelkeit etc. Der einzige Schutz: Lebensmittel in Bio-Qualität!

tox-Diät ausschließlich Bio-Ware verwenden. Da gibt es keine Kompromisse! Sie müssen in dieser Zeit sehr streng mit sich sein. Die etwas höheren Preise für biologische Lebensmittel lassen sich vielleicht problemloser finanzieren, wenn Sie für die Dauer Ihrer Diät auf etwas anderes verzichten (können). Natürlich empfehlen wir Ihnen, mit dem bewussten Einkauf auch danach fortzufahren. Vergessen wir nicht: Fastfood und die meisten Fertiggerichte sind keineswegs preiswert!

Um das ganze System – insbesondere unser Immunsystem – wieder ins Lot zu bringen, benötigen wir vorzugsweise Vitamine, Mineralien und Spurenelemente. Denn stehen sie dem Körper ausreichend zur Verfügung, kann der Organismus seine vielfältigen Aufgaben deutlich besser erledigen. Nichts dergleichen befindet sich aber in den zahlreichen Zusatzstoffen, welche die Nahrungsmittelindustrie in die meisten Fertiggerichte, Konserven oder Würzmittel gibt, um sie haltbar zu machen, ihnen die gewünschte Optik zu verleihen oder den Geschmack zu verstärken.

Ein absolutes No-Go beim Kochen sind deshalb grundsätzlich Fertigwürzen, Streuwürzen, Fonds für Soßen oder fertige Salatdressings, die unter anderem die folgenden absolut unerwünschten Zusatzstoffe enthalten: künstliche oder naturidentische Aromen, Geschmacksverstärker, Konservierungsstoffe, E-Stoffe ... Denn wenn der Körper nach jedem Essen damit beschäftigt ist, solche für ihn schädlichen Stoffe abzubauen, ha-

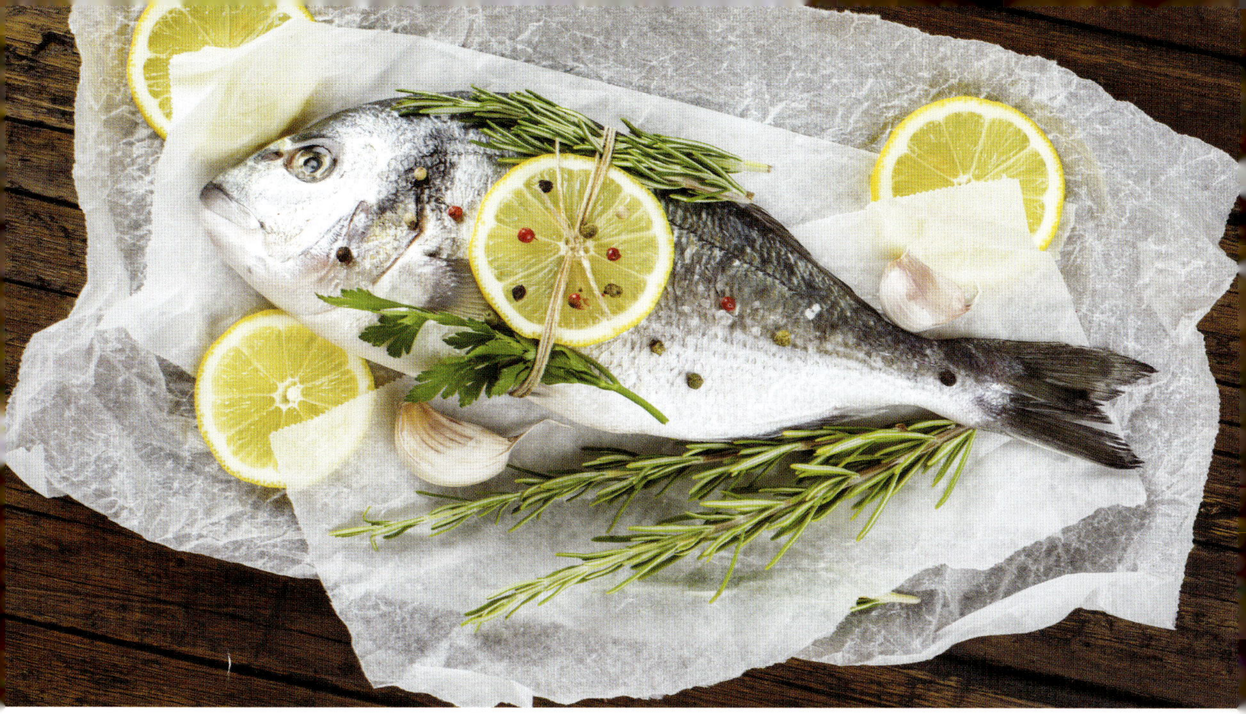

ben Stoffwechsel und Immunsystem verständlicherweise alle Hände voll zu tun, um den Körper gegen die weitere Ausbreitung der Entzündungen zu schützen. Sie laufen auf Hochtouren und schaffen es kaum noch, sich um ihre »normalen« Aufgaben zu kümmern: die Speisen zu verdauen, die Nährstoffe daraus dem Organismus in geeigneter Form zur Verfügung zu stellen und schädliche Stoffe auszuscheiden.

Lebenswichtig: Omega-3-Fettsäuren

Sie tun für Ihre Gesundheit das Beste, wenn Sie in der Küche ausschließlich naturbelassene Pflanzenfette verwenden. Speziell entzündungshemmend wirken übrigens alle Öle mit einem hohen Anteil an Omega-3-Fettsäuren wie insbesondere Lein-, Walnuss- oder Hanföl. Deren alpha-Linolensäure ist gegen viele entzündungsfördernde Stoffe wirksam, zum Beispiel gegen die Arachidonsäure in vielen Fleischprodukten.

Omega-3-Fettsäuren gehören zu den essenziellen Fettsäuren. Das bedeutet, unser Körper kann sie nicht selbst herstellen. Deshalb müssen wir Omega-3-Fettsäuren mit der Nahrung zuführen. Sie werden nahezu überall im Körper gebraucht: etwa für den Zellstoffwechsel, für die Vermeidung von Entzündungen, für die Bildung körpereigener Abwehrzellen, für die Versorgung der Gelenke mit Schmierstoff, für die Hormonproduktion und für den Schutz vor Infektionskrankheiten.

Im Zusammenhang mit der Freetox-Diät interessiert uns natürlich vor allem eine Eigenschaft der Omega-3-Fettsäuren: Sie wirken nämlich nicht nur vorbeugend gegen Entzündungen, sondern reduzieren auch vorhandene Entzündungen – und zwar auf verschiedene Arten. So bringen sie zum Beispiel das Hormonsystem wieder ins Gleichgewicht, normalisieren den Stoffwechsel und stärken das Immunsystem. Damit heilen entzündliche Prozesse im Körper ab und die Entzündungswerte im Blut sinken. Der Weg ist somit frei für Gesundheit, Gewichtsreduktion und Leistungsfähigkeit.

Es lohnt sich jedoch noch aus vielen weiteren Gründen, seinen Organismus mit ausreichend Omega-3-Fettsäuren zu versorgen. Dazu gehören zum Beispiel der Schutz vor Herz-Kreislauf-Erkrankungen (Studien belegen eine Senkung des Herzinfarktrisikos um 30 bis 50 Prozent) oder die Vorbeugung gegen Gedächtnisverlust bis hin zu Demenz.

Im Zusammenhang mit einigen der gesundheitsfördernden Ergebnisse haben die Forscher das Verhältnis von Omega-3- zu Omega-6-Fettsäuren als ursächlich ausgemacht. Das optimale Verhältnis würde demnach bei etwa drei bis fünf zu eins liegen. Die Omega-6-Variante sollte deshalb in keinem Fall in der Ernährung überwiegen. Denn während Omega-3-Fettsäuren nachweislich gesundheitsförderlich sind, können die Omega-6-Fettsäuren Gefäße verengen und Entzündungen fördern. Je näher die Ernährung an das optimale Verhältnis herankommt, desto besser sind die Auswirkungen dieser essenziellen Fettsäuren.

Die besten natürlichen Entzündungshemmer

Als Hauptursache für entzündliche Prozesse im Körper haben wir in den vergangenen Kapiteln Nahrungsmittel ausgemacht, die nicht genügend Vitamine, Mineralien und Spurenelemente liefern. Gleichzeitig bewirken solche Speisen meist auch eine starke Übersäuerung des Körpers. **Für eine entzündungshemmende Ernährung eignen sich deshalb besonders gut basisch wirkende Produkte mit antioxidativen Vitalstoffen.** Hierzu gehören etwa die Vitamine A, C und E, Magnesium, Kupfer, Selen, Zink und eben Omega-3-Fettsäuren. Wer unter chronischem Mangel an einem oder mehreren dieser Vitalstoffe leidet, läuft Gefahr, dass sich chronische Entzündungen im Körper entwickeln.

Wir stellen Ihnen nun ein paar ausgesuchte »Superhelden« der Freetox-Ernährung vor, die auf keinen Fall in Ihrem (künftigen) Speiseplan fehlen sollten. Eine attraktive Auswahl an weiteren großartigen Entzündungshemmern finden Sie in der Übersicht auf Seite 58.

Nahezu alle wünschenswerten Inhaltsstoffe für eine antiinflammatorische Speise besitzt **Grünkohl**. Der Star unter den Gemüsen ist besonders reich an den Vitaminen C und E, Mangan, Zink und Selen. Zusätzlich liefert er gesundheitsfördernde Phytonährstoffe wie Betakarotin sowie zahlreiche Flavonoide, die ebenfalls entzündungshemmend wirken.

Natürlich gehört auch **Brokkoli** zur Premiumklasse der Anti-Entzündungs-Gemüsesorten. Gründe sind sein hoher Gehalt an Vitamin C, seine entgiftenden Phytonährstoffe wie Sulforaphan und Glucosinolate sowie das reichlich enthaltene Flavonoid Kaempferol.

Nachdem vor allem Magnesium als hochaktiver Stoff in der Anti-Entzündungs-Ernährung gilt, müssen **magnesiumreiche Lebensmittel** ebenfalls unbedingt auf den Speiseplan. Besonders viel davon bieten zum Beispiel Amaranth, Quinoa, Hirse, Naturreis, Kürbiskerne, Mohn, Sonnenblumenkerne, Mandeln, Meeresalgen, Mangold, Brennnessel, Basilikum, Majoran und Salbei.

Auf keinen Fall dürfen **Zwiebeln** und **Knoblauch** in der Freetox-Ernährung fehlen. Denn ihre Schwefelverbindungen wirken ebenfalls entzündungshemmend und stimulieren das Immunsystem. Beim **Ingwer** und **Kurkuma** sind es die ätherischen Öle und der orangegelbe Farbstoff Kurkumin, welche die gewünschte Wirkung haben.

Ein Hoch auch auf die **Kirsche**. Sie verdient es, bei den Obstsorten besonders erwähnt zu werden. Denn ihre Inhaltsstoffe machen sie laut neuester Forschungen zum leistungsfähigsten natürlichen Entzündungshemmer – bis zu zehnmal wirkungsvoller als Aspirin. Als verantwortlich dafür wurde das Flavonoid Anthocyan identifiziert. Der antioxidative Pflanzenfarbstoff soll nicht nur dafür sorgen, dass oxidative Prozesse im Körper gestoppt werden, sondern auch bei Schmerzen erstaunliche Hilfe leisten.

Weitere antioxidativ und entzündungshemmend wirkende Früchte sind **Papaya** und Blaubeeren, auch Heidelbeeren genannt. Die Papaya gilt in der Ernährung als tropischer Alleskönner. Denn ihre Inhaltsstoffe (Vitamine A, C und E, B-Vitamine, Folsäure und Pantothensäure, Betakarotin, Magnesium, Kalium sowie viele Ballaststoffe) schützen vor bakteriellen Infektionen, vertreiben Parasiten und helfen bei der Regeneration und Entgiftung der Leber. Kurios: Diese Wohltaten vollbringt die Frucht am besten in unreifem Zustand. Noch wirksamer sind übrigens die Kerne des exotischen Obstes.

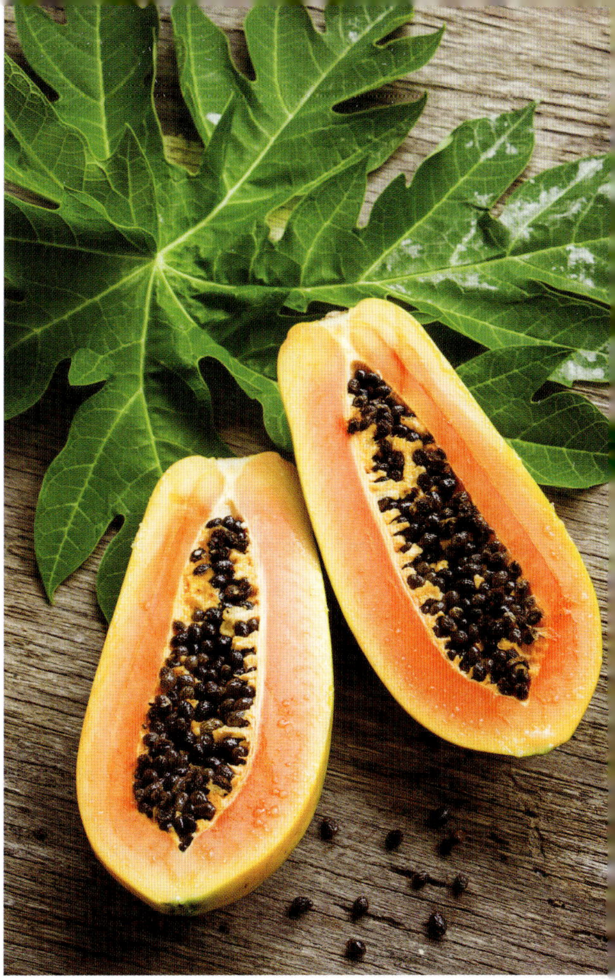

Blaubeeren werden schon seit Langem dafür gelobt, dass ihr Verzehr einer Verengung der Blutgefäße vorbeugen soll. Jetzt hat eine aktuelle Studie gezeigt, dass die Anthocyane der schmackhaften Beeren konkret die Ablagerungen in den Arterien zurückbilden.

Sekundäre Pflanzenstoffe – unersetzlich für den Menschen

Bisher wurden mehr als 10 000 verschiedene sekundäre Pflanzenstoffe in pflanzlichen Lebensmitteln identifiziert. Die Zusammensetzung ist in jeder Obst- und Gemüseart anders. Sie erfüllen unterschiedliche Aufgaben: Wachstumsregelung, Farbgebung und Duft, Schutz vor Schädlingen, UV-Strahlen, Bakterien oder Pilzen. Als Bestandteil der Nahrung zeigen zahlreiche Studien, dass viele davon aufgrund ihrer antioxidativen und krebshemmenden Wirkung äußerst gesund für den Menschen sind.
Sekundäre Pflanzenstoffe werden in zehn Kategorien unterteilt. Die für den Menschen hilfreichsten sind Karotinoide, Flavonoide, Glucosinolate und Sulfide. Am besten untersucht sind die Flavonoide. Sie sind beispielsweise in Kirschen, Beeren, Äpfeln und Auberginen enthalten.
Der gesundheitliche Nutzen der sekundären Pflanzenstoffe ist offenbar am höchsten, je größer die Vielfalt der aufgenommenen Obst- und Gemüsesorten ist – denn laut Studien verstärken sich die unterschiedlichen Pflanzenstoffe gegenseitig in ihrer Wirkung. Also: Je bunter Sie essen, desto gesünder.

Besonders gut vor Entzündungen schützen aber auch fermentierte Lebensmittel, indem sie das Immunsystem mit nützlichen Bakterien stärken. Ein hervorragender und gleichzeitig vitaminhaltiger Vertreter (vor allem mit Vitamin B_{12}) ist **rohes Sauerkraut**. Es wirkt zudem probiotisch, bringt somit die Verdauung auf Vordermann und die Darmflora in Balance. Am besten, Sie produzieren Ihr eigenes fermentiertes Gemüse. Es ist ganz einfach. Gute Anleitungen dafür gibt es im Internet. Sauerkraut in Dosen oder Beuteln hingegen wurde pasteurisiert und somit vieler Nährstoffe beraubt.

Fermentierte Milchprodukte wie Joghurt oder Kefir eignen sich für eine Anti-Entzündungs-Kur weniger, denn sie neigen dazu, den Organismus zu übersäuern und somit wiederum Entzündungen zu begünstigen. Sie kommen daher in den Rezepten nur in geringen Mengen vor.

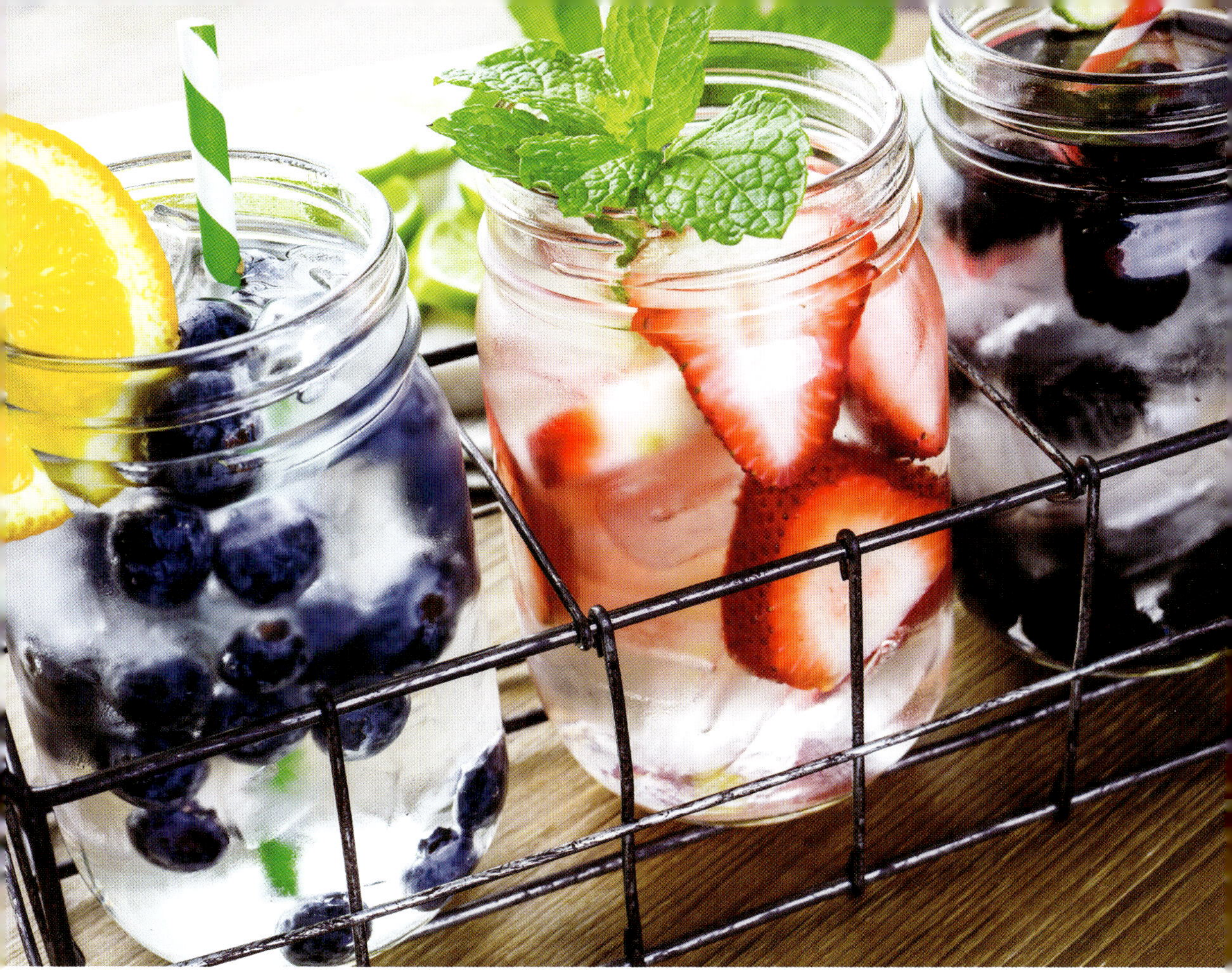

Was gibt's zu trinken?

Eine antiinflammatorische Ernährung muss natürlich auch geeignete Getränke enthalten. Am besten ist mineralstoffreiches, fluoridfreies Wasser mit hohem pH-Wert aus mineralischen Tiefenquellen. Leitungswasser hat übrigens deutlich weniger wertvolle Inhaltsstoffe als Tafel-, Heil- oder Quellwasser. Trinken Sie möglichst zwei bis drei Liter gutes Wasser täglich, um alle den Organismus belastenden und entzündungsfördernden Gifte und Stoffe auszuspülen.

Aber auch ungesüßter Kaffee oder Tee sowie Fruchtsaftschorle sind erlaubt. Besonders empfehlen wir natürlich unseren exklusiv kreierten Freetox-Tee, dessen Beschreibung Sie auf Seite 47 finden (Bezugsquelle: Seite 157).

Wir wünschen Ihnen, dass die wunderbaren Lebensmittel auf der folgenden Seite mit ihren förderlichen Eigenschaften ein großer kulinarischer Anreiz für Sie sind, Ihre Ernährung vielleicht sogar komplett, aber zumindest hauptsächlich darauf umzustellen. Was Sie unter anderem daraus Schmackhaftes zaubern können, zeigt Ihnen Doris Muliar im Rezeptteil.

Natürliche Entzündungshemmer

Gemüse

- Artischocke
- Aubergine
- Avocado
- Blattsalat
- Blumenkohl
- Brennnessel
- Brokkoli
- Chinakohl
- Feldsalat
- Fenchel
- Grünkohl
- Karotte
- Knoblauch
- Kresse
- Lauch
- Löwenzahn
- Mangold
- Meeresalgen
- Paprika, rot
- Radieschen/Rettich
- Rotkohl
- Rosenkohl
- Rote Bete
- Rucola
- Sauerkraut
- Shiitakepilze
- Spinat
- Tomate
- Weißkohl
- Zwiebel

Obst

- Apfel
- Aprikose
- Blaubeeren
- Erdbeeren
- Himbeeren
- Johannisbeeren
- Kirschen
- Moosbeeren
- Papaya
- Rhabarber
- Rote Weintrauben
- Wassermelone
- Zitrusfrüchte (Orange, Grapefruit, Zitrone)

Für Obst und Gemüse gilt: je dunkler die Farbe, desto mehr Antioxidanzien!

Getreide

- Amaranth
- Buchweizen
- Hirse
- Naturreis
- Quinoa

Gewürze

- Basilikum
- Ingwer
- Kurkuma
- Majoran
- Meerrettich
- Nelken
- Petersilie
- Salbei

Öle und Fette

- Hanföl
- Leinöl
- Walnussöl
- Rapsöl
- Olivenöl

Nüsse, Samen, Kerne

- Kokosnuss
- Kürbiskerne
- Mandeln
- Mohn
- Sonnenblumenkerne

Getränke

- Heilwasser
- Kräutertee
- Mineralwasser
- Tafelwasser

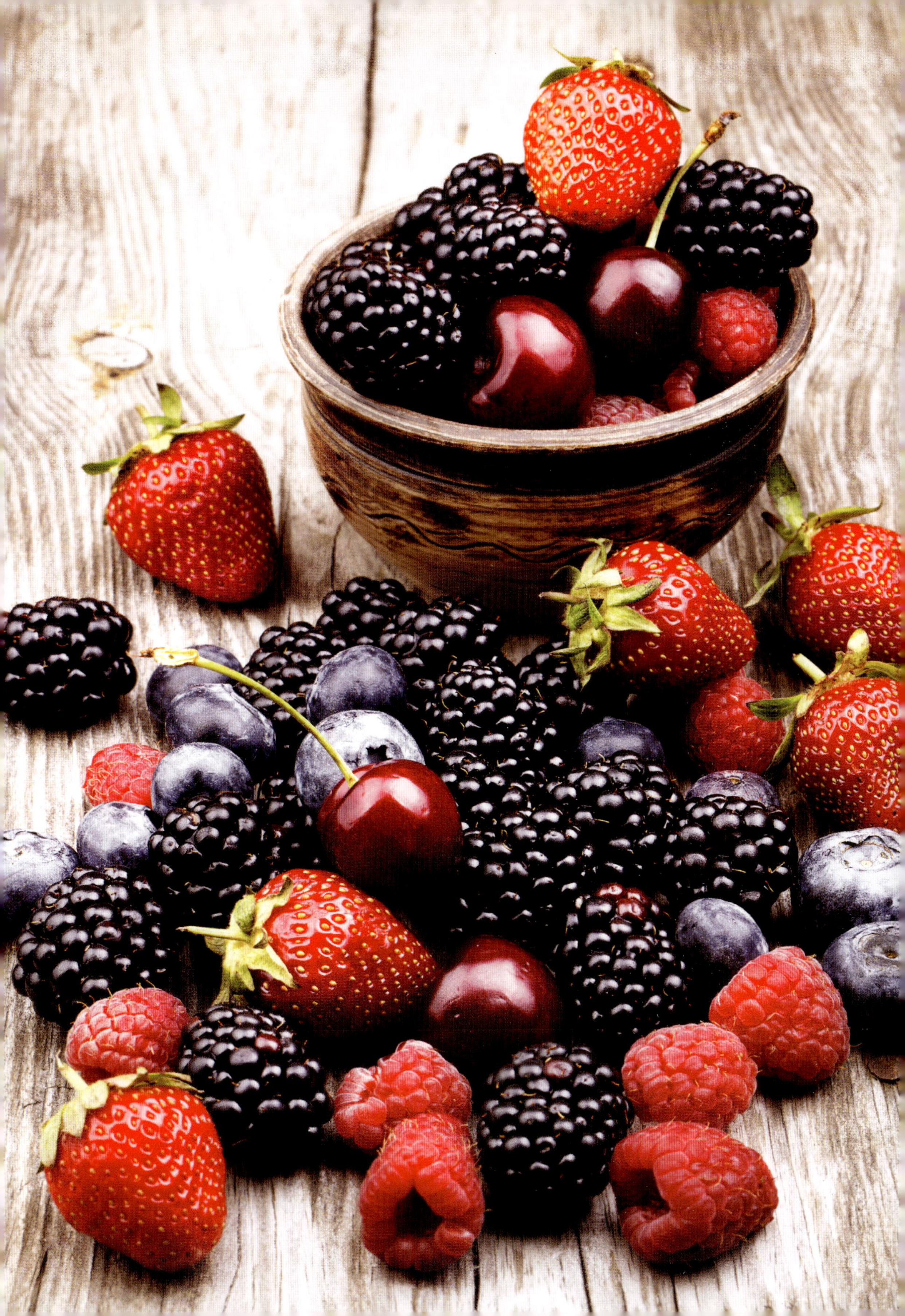

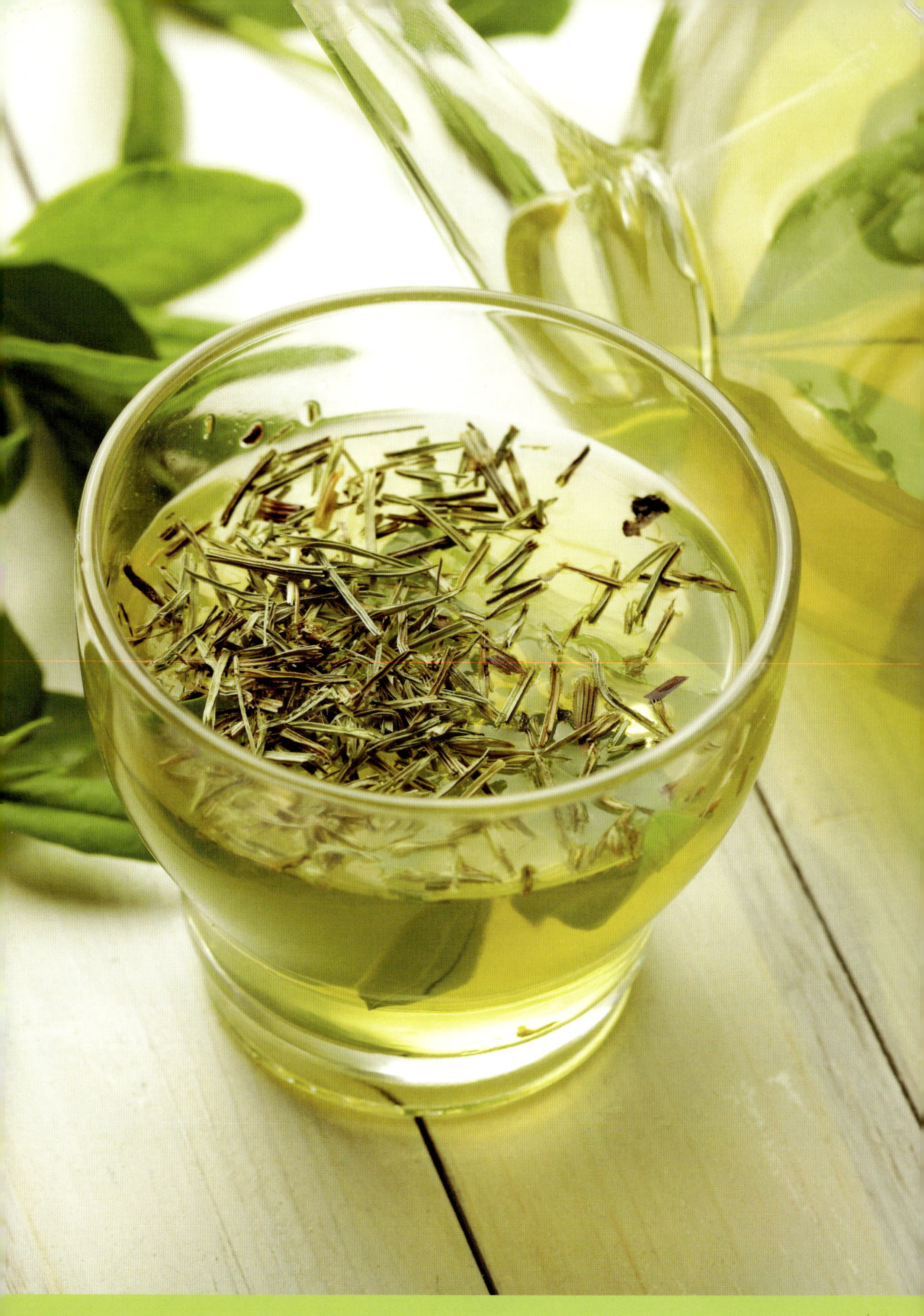

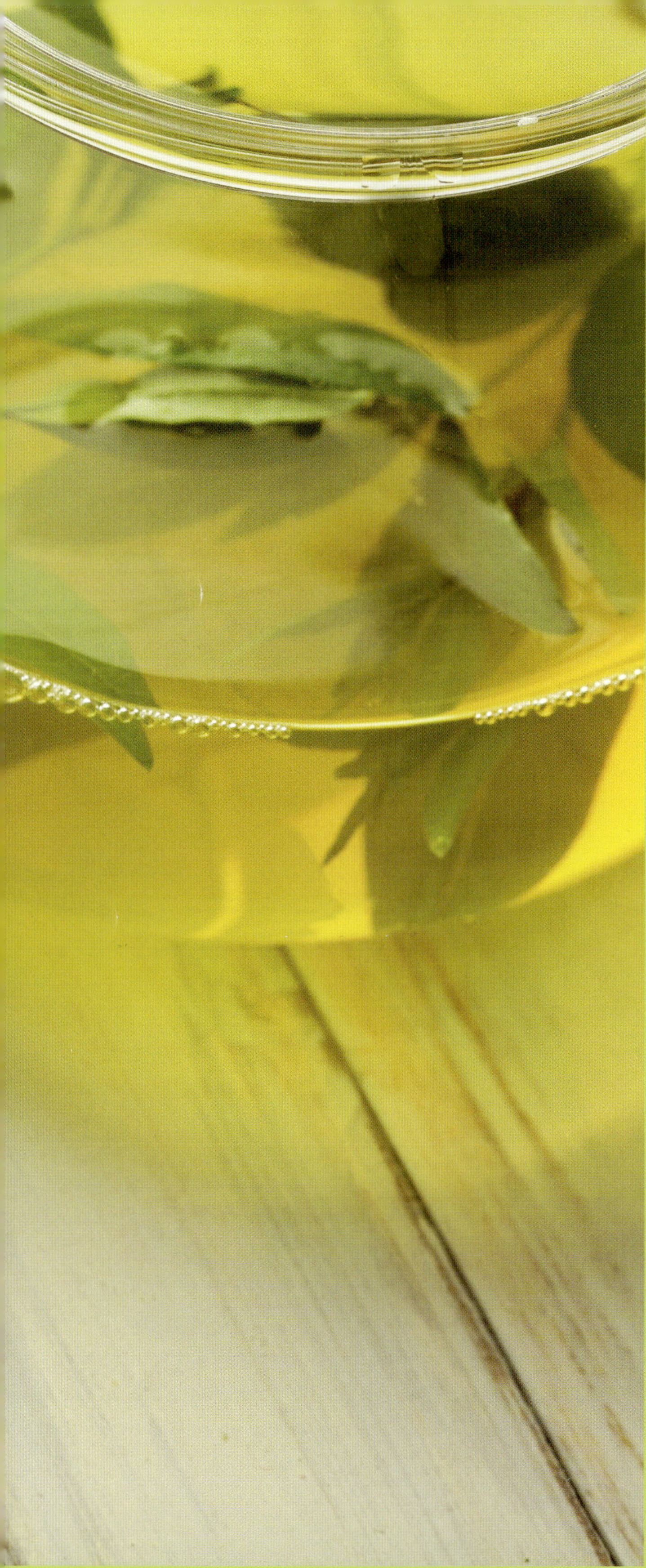

PRAXIS

DIE FREETOX-DIÄT: DER 28-TAGE-PLAN

Entgiften und abnehmen: vier Wochen ohne Ernährungsgifte

Ein guter Start

Damit Ihre Entgiftung und damit die Heilung versteckter Entzündungen so richtig in Gang kommt, sollten Sie in der ersten Woche so viel »Grünzeug« wie möglich zu sich nehmen. Das mag ungewohnt sein, aber wir haben die drei täglichen Rezepte so abwechslungsreich wie möglich gestaltet und außerdem darauf geachtet, dass Sie das eingekaufte Gemüse in dieser Woche auch weitgehend verbrauchen können. Gleichzeitig haben die Gemüsesmoothies und Gemüsegerichte recht wenig Kalorien, sodass Sie auch schon nach der ersten Woche einen erfreulichen Gewichtsverlust verzeichnen können. Sie können natürlich den vorgeschlagenen Wochenplan auch etwas variieren, beispielsweise je nach Saison anderes grünes Gemüse verwenden oder sich andere Gerichte aus unserem Rezeptteil aussuchen. Achten Sie aber in der ersten Woche darauf, noch wenig Kohlenhydrate in Form von Reis, Getreide und Hülsenfrüchten (auch wenn die verwendeten keine Ernährungsgifte sind) zu essen.

»Grün« weiterkochen

Nach dieser ersten Woche haben Sie sicherlich festgestellt, wie einfach es ist, sich »grün« zu ernähren – wie gut es schmeckt, wie wenig Arbeit es macht und wie satt Sie trotzdem werden.
Bleiben Sie in den folgenden drei Wochen dabei, täglich ein bis zwei grüne Smoothies zu trinken (am besten morgens und abends). Entdecken Sie Ihre Lieblingsrezepte in unserem umfangreichen Rezeptteil. Die meisten Suppen können einige Tage im Kühlschrank aufbewahrt oder sogar eingefroren werden. Es ist sinnvoll, mehrere Portionen auf Vorrat zu kochen, dann müssen Sie nicht für jede Mahlzeit an den Herd. Auch bei den Gemüsepfannen finden Sie einige, die Sie gut vorbereiten und sogar mitnehmen können.

Ihr Einkaufszettel

Die folgenden Zutaten brauchen Sie während der Freetox-Diät immer wieder und sollten Sie daher vorrätig haben:

- Ingwerwurzel (frisch)
- Knoblauch
- Kurkuma
- Zuckerersatz (z. B. Erythrit aus dem Reformhaus)
- Chiasamen
- Nüsse und Saaten (Mandelblättchen, Walnusskerne, Pinienkerne, Sonnenblumenkerne)
- Instant-Gemüsebrühe (Reformhaus oder Bio-Laden)
- Scharfer Senf
- Rapsöl, Olivenöl
- Apfelessig, weißer Essig

Für die erste Woche benötigen Sie zudem diese frischen Zutaten:

- 1 große Fenchelknolle
- 1 Fleischtomate
- 1 Bund Frühlingszwiebeln
- 1,5 kg Grünkohl (frisch oder tiefgekühlt)
- 1 kleine Stange Lauch
- ½ kg Möhren
- 2 Orangen
- 2–4 Papaya (je nach Größe, zusammen 750 g)
- 1 Packung vorgekochte Rote Bete
- 1 Salatgurke
- 1 Packung TK-Spinat
- 1 kleiner Spitzkohl
- 1 Bund Suppengrün
- 1 kleiner Wirsing
- 4 Zitronen
- 1 kleiner Zucchino
- 7 rote Zwiebeln
- 1 Packung glutenfreie Spaghetti
- 1 Dose weiße Riesenbohnen
- 1 Packung gelbe Linsen
- 1 Glas Artischockenherzen
- 2 Scheiben Frühstücksspeck
- 2 Lachsfilets (für den 7. Tag)
- 2 Packungen Feta aus Ziegen- oder Schafsmilch à 150 g
- 1 Packung fettarmer Frischkäse
- 150 ml fettarmer Joghurt
- fettarme Milch
- Soja Cuisine oder Rice Cuisine

Die Liste ist nur eine grobe Orientierung. Sie brauchen auch nicht alles auf einmal einzukaufen, und je nachdem, welche Smoothies Sie aus dem Rezeptteil wählen, müssen weitere frische Zutaten eingekauft werden. Beeren, Salate und Möhren kaufen Sie am besten marktfrisch an dem Tag, an dem sie gebraucht werden. Gut wären auch Kräutertöpfchen auf der Fensterbank wie z. B. Basilikum, frische Minze, Petersilie, Majoran oder Dill.

REZEPTPLAN FÜR DIE ERSTE WOCHE

	MORGENS	MITTAGS	ABENDS	
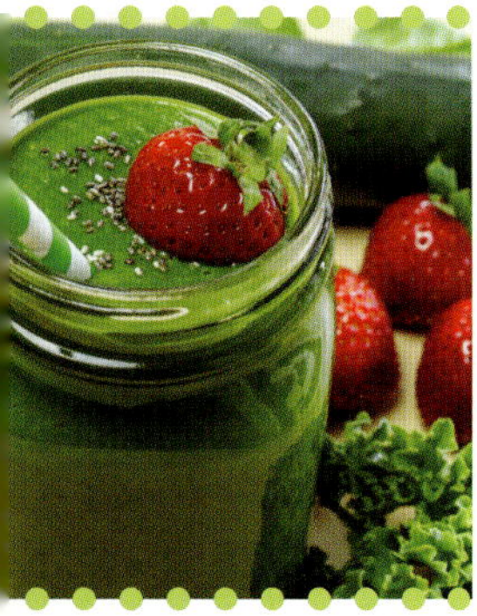	Turbo-Grünkohl-Cocktail + 1 grüner Smoothie nach Wahl	Grünkohlsuppe mit Mandelblättchen und Minze	Wirsing mit Champignons und Feta	TAG 1
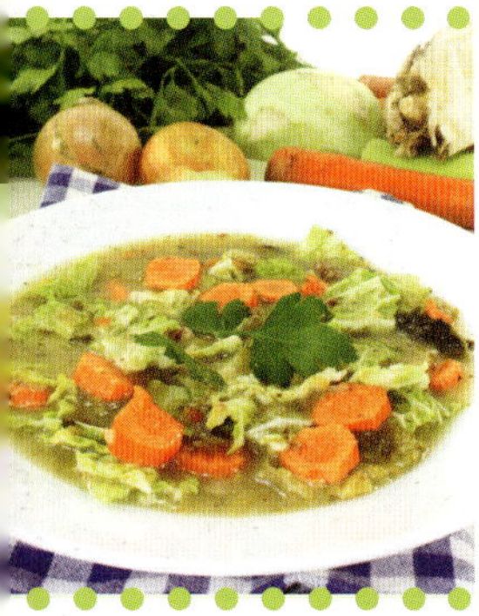	Turbo-Grünkohl-Cocktail + 1 Gemüse-Smoothie nach Wahl	Wirsing-Consommé	Spitzkohlgratin mit Zucchini	TAG 2
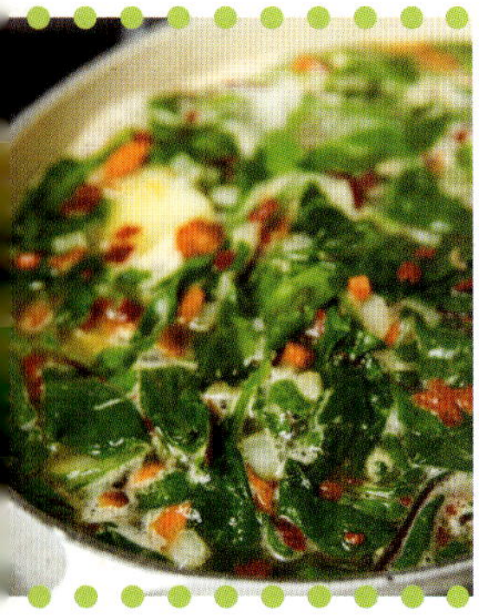	Turbo-Grünkohl-Cocktail + 1 Gemüse-Smoothie nach Wahl	Babygreens mit Möhren	Rote Bete mit Blattsalaten und Feta	TAG 3

	MORGENS	MITTAGS	ABENDS	
TAG 4	Turbo-Grünkohl-Cocktail + 1 Müsli oder 1 Beeren-Smoothie nach Wahl	Rote-Bete-Suppe mit Petersilie	Grünkohlsuppe mit Mandelblättchen und Minze	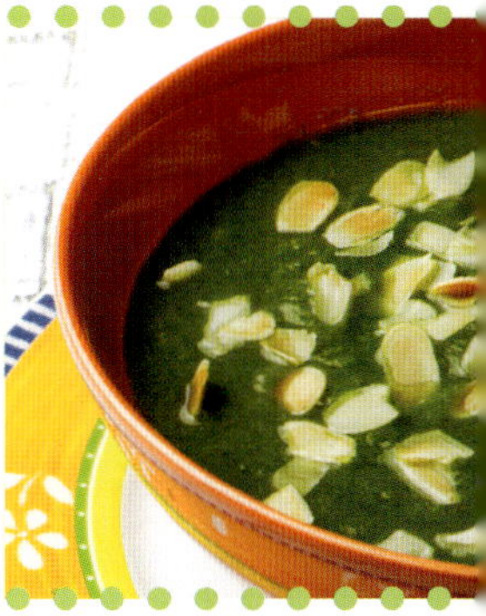
TAG 5	Turbo-Grünkohl-Cocktail + 1 Müsli oder 1 Beeren-Smoothie nach Wahl	Grünkohlsuppe mit Mandelblättchen und Minze	Wirsing-Spinat-Omelett	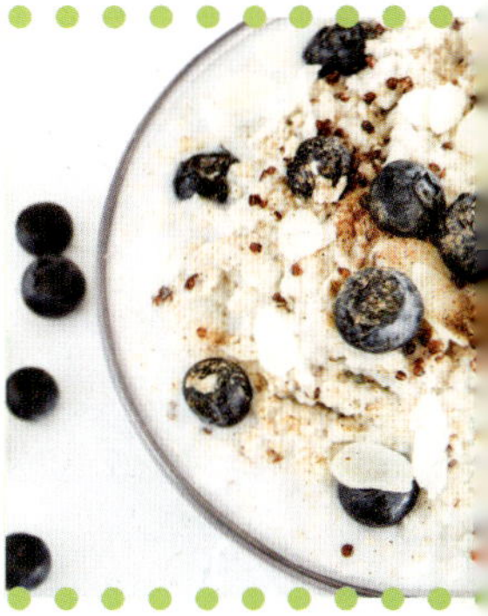
TAG 6	Turbo-Grünkohl-Cocktail + 1 Müsli oder 1 Beeren-Smoothie nach Wahl	Kalte Artischockensuppe	Fenchel mit gelben Linsen	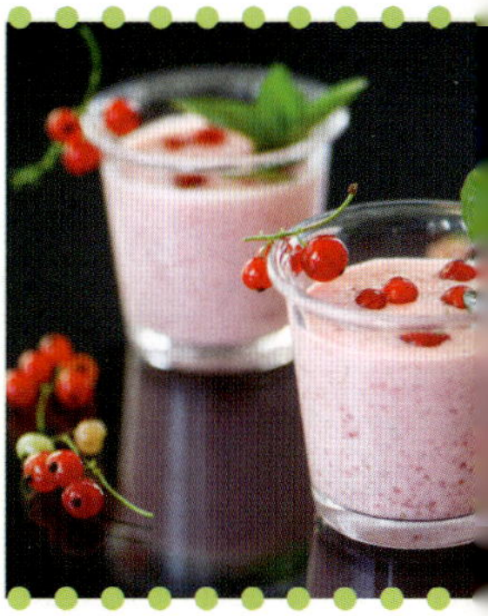
TAG 7	Turbo-Grünkohl-Cocktail + Frühstück nach Belieben, aber ohne Ernährungsgifte	Lachs mit weißen Bohnen und Grünkohl	Glutenfreie Spaghetti mit Grünkohl und Möhren	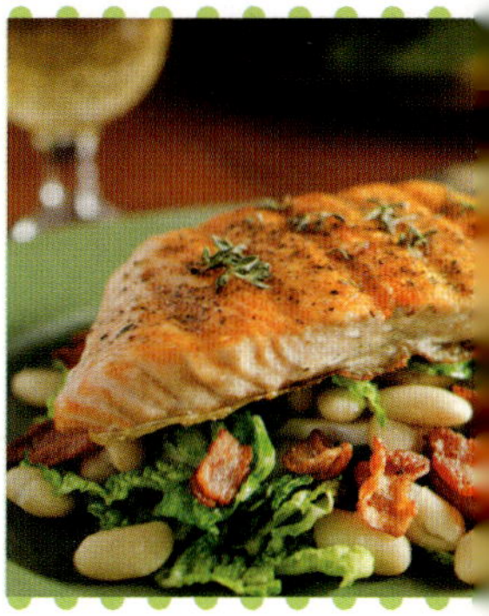

70 schnelle und praktische

FREETOX-

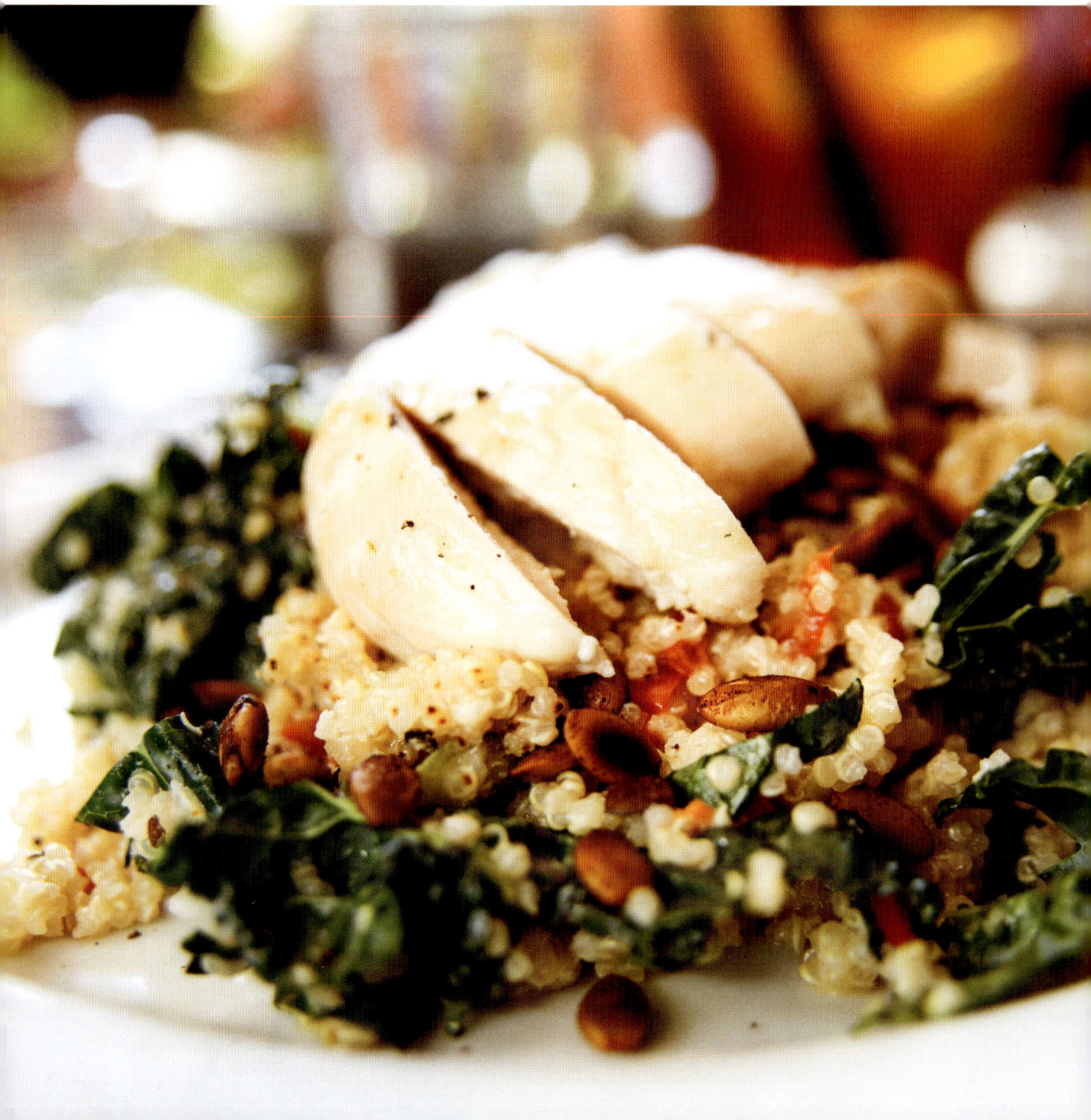

REZEPTE

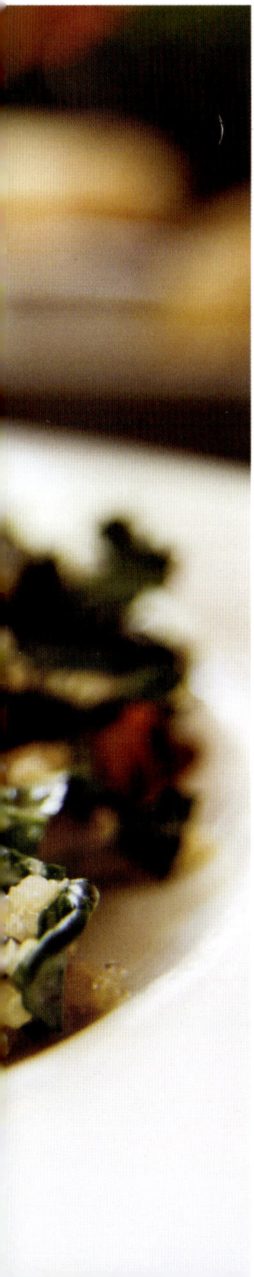

GRÜNE SMOOTHIES ... 68
BEEREN-SMOOTHIES ... 80
FRÜHSTÜCKSPFANNKUCHEN ... 88
MÜSLIS ... 92
GEMÜSESUPPEN ... 96
SALATE ... 105
PFANNENGEMÜSE ... 108
GLUTENFREIE PASTA ... 117
RISOTTOS ... 120
AUFLÄUFE ... 124
FLEISCHGERICHTE ... 130
FISCHGERICHTE ... 137
SÜSSES ... 141

Grüne Smoothies

Als am wirkungsvollsten für die Entgiftung haben sich Grünkohl, Papaya, Ingwer und Kurkuma erwiesen. Was also liegt näher, als diese Zutaten zu einem Turbo-Cocktail zu vermischen? Für manchen allerdings mag die geballte Kraft des Grünkohls geschmacklich eher grenzwertig sein. Deshalb haben wir gleich noch ein paar Anregungen parat, wie Sie Grünkohl abwechslungsreich mit ein wenig Obst in Ihren Smoothie schummeln können.

Auch für andere grüne Gemüse – denn die sind jetzt gaaaanz wichtig für Sie – haben wir schmackhafte Anregungen kreiert. Dabei brauchen Sie sich nicht streng an die Rezepte zu halten: Achten Sie nur darauf, dass immer ein großer Anteil an grünem Gemüse und etwas Kurkuma mit 1 Prise Pfeffer in Ihren Drink kommen (der Pfeffer verstärkt die Wirkung).

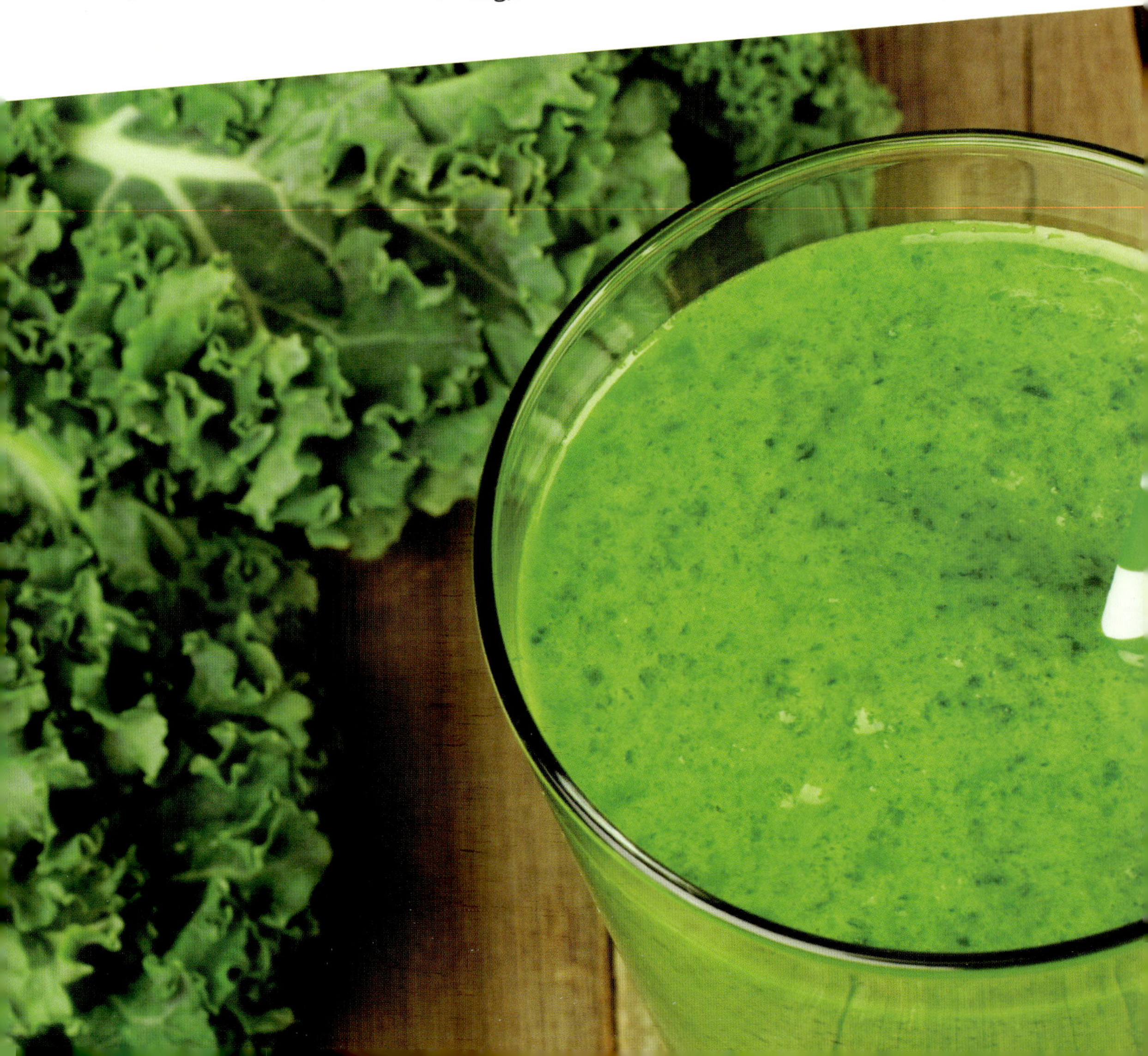

Gut wäre es, einen starken Mixer zu verwenden (oder einen sogenannten Smoothiemaker). Er bricht die harten Zellstrukturen des rohen Gemüses auf, kann sie so nutzbar machen und kommt auch mit Eiswürfeln und Tiefgekühltem klar. Beachten Sie dazu bitte die Gebrauchsanweisung Ihres Mixers.

Die Rezepte sind alle für 1 Portion berechnet. Sie sollten immer frisch zubereitet und gleich getrunken werden.

Turbo-Grünkohl-Cocktail

Vegan · Für 1 Portion · 58 kcal, 11 g KH (8 g davon Zucker), 1 g F, 1 g E

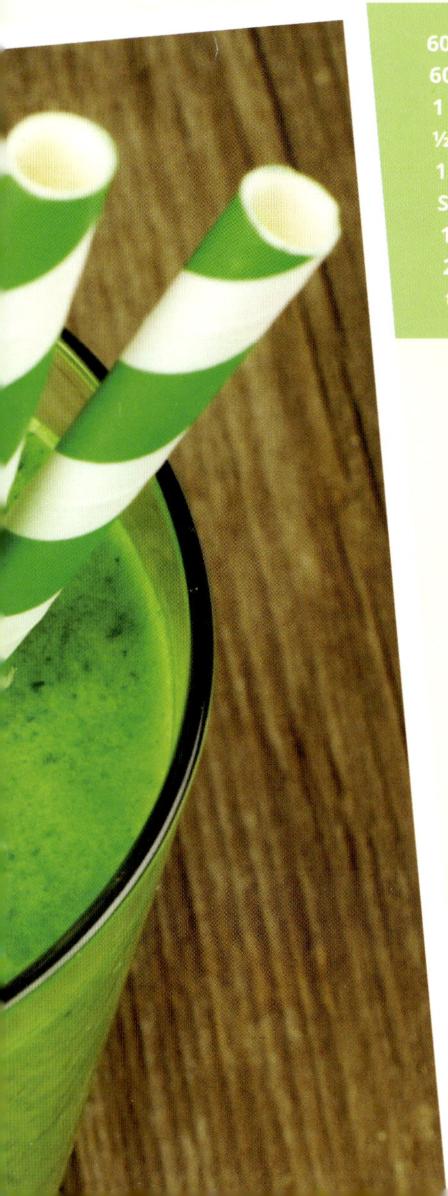

60 g Grünkohl (frisch oder tiefgekühlt)
60 g Papaya
1 Stück Ingwer (haselnussgroß)
½ TL Kurkuma
1 Prise schwarzer Pfeffer
Saft von ½ Zitrone
150 ml Wasser (nach Belieben mehr)
2 Eiswürfel nach Belieben (nicht nötig, wenn Sie tiefgekühlten Grünkohl verwenden)

Frischen Grünkohl gründlich waschen, die Mittelachsen der Blätter entfernen und das Grün in Streifen schneiden (die Blätter sind recht hart, was dem Mixer Schwierigkeiten machen könnte). Tiefgekühlten Grünkohl eventuell ½ Stunde antauen lassen. Das Stück Papaya von den Kernen befreien und aus der Schale lösen. Den Ingwer schälen und klein hacken. Zusammen mit allen anderen Zutaten im Mixer 2–3 Minuten cremig mixen und nach Belieben mit weiterem Wasser verdünnen.

TIPP **Wenn Ihnen der grüne Turbo zu herb ist, können Sie mit dem Süßungsmittel Erythrit (siehe Seite 40) Abhilfe schaffen. Manche setzen auch auf zusätzliche Schärfe durch mehr schwarzen Pfeffer und 1 Prise Salz.**

INFO **Kurkuma und seine entzündungshemmenden Inhaltsstoffe werden optimal aufgenommen, wenn es mit schwarzem Pfeffer vermischt wird.**

Grünkohl-Schummel 1 mit Erdbeeren oder Himbeeren

Vegetarisch · Für 1 Portion · 68 kcal, 10 g KH (9 g davon Zucker), 0 g F, 4 g E

30 g Grünkohl (frisch oder tiefgekühlt)
75 g Erdbeeren oder Himbeeren
1 Stück Ingwer (haselnussgroß)
50 ml Kefir
¼ TL Kurkuma
1 Prise schwarzer Pfeffer
100 ml Wasser
2 Eiswürfel nach Belieben

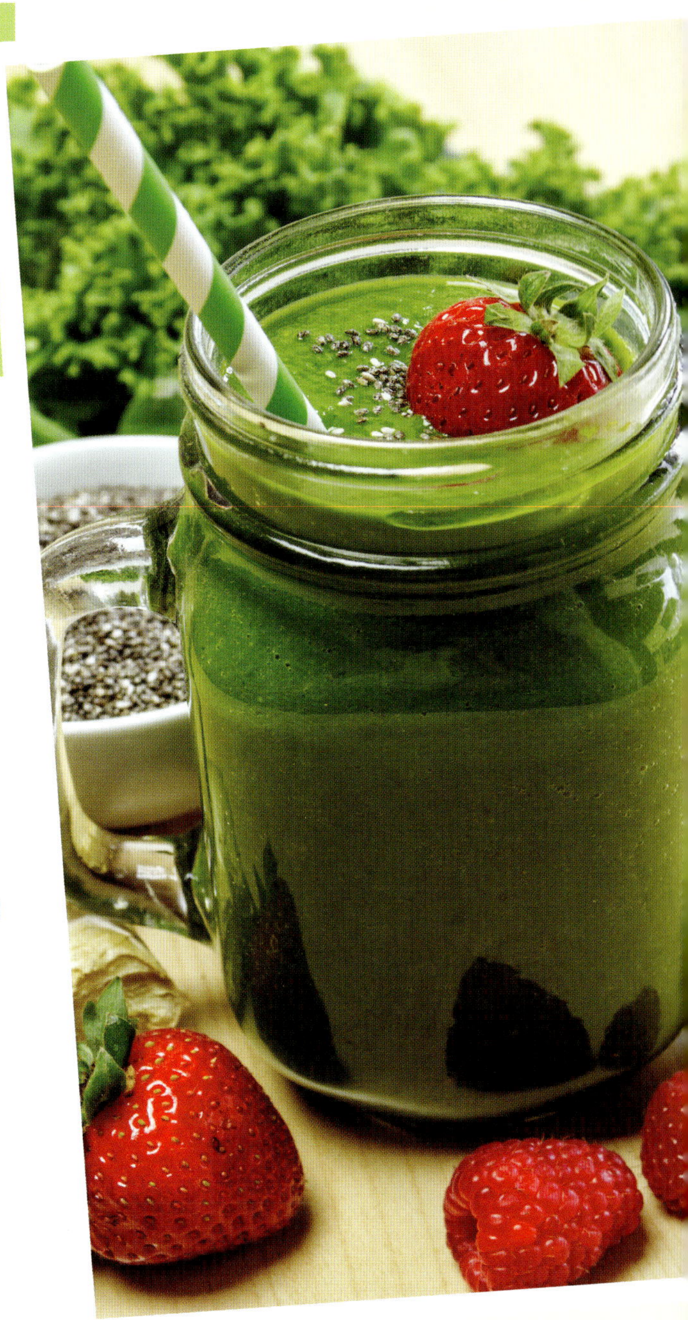

Frischen Grünkohl unter fließendem Wasser waschen und die harten Rippen herausschneiden. Das Grün in Streifen schneiden. Die Erdbeeren oder Himbeeren waschen und putzen. Den Ingwer schälen und klein würfeln. Alles zusammen mit den anderen Zutaten im Mixer 1–2 Minuten sehr fein pürieren.

TIPP **Durch das Mitmixen von Eiswürfeln wird Ihr Smoothie cremiger. Wenn Sie tiefgekühlten Grünkohl verwenden, übernimmt dieser auch den Creme-Effekt und Sie können die Eiswürfel weglassen.**

Grünkohl-Schummel 2 mit Heidelbeeren und Mandelmilch

Vegan · Für 1 Portion · 84 kcal, 13 g KH (11 g davon Zucker), 3 g F, 2 g E

50 g Grünkohl (frisch oder tiefgekühlt)
75 g Heidelbeeren
¼ TL Kurkuma · 1 Prise schwarzer Pfeffer
150 ml Mandelmilch
50 ml Wasser nach Belieben

Frischen Grünkohl unter fließendem Wasser waschen und die harten Rippen herausschneiden. Das Grün in Streifen schneiden. Die Heidelbeeren in einem Sieb waschen und verlesen. Alle Zutaten im Mixer zu einem cremigen Drink pürieren und nach Belieben mit Wasser verdünnen.

INFO **Schauen Sie sich im Bio-Markt oder im Reformhaus um: Es kommen ständig neue Produkte auf den Markt, mit denen Sie anstelle von Kuhmilch leckere Drinks zubereiten können – z. B. Kokos-Mandel-Milch.**

Grünkohl-Schummel 3 mit Gurke und Orangensaft

Vegan · Für 1 Portion · 102 kcal, 14 g KH (12 g davon Zucker), 2 g F, 4 g E

40 g Grünkohl (frisch oder tiefgekühlt)
100 g Salatgurke (ca. 12 cm)
100 ml frisch gepresster Orangensaft
1 Zweig frische Minze
1 TL Chiasamen · ¼ TL Kurkuma
1 Prise schwarzer Pfeffer
100 ml Wasser (nach Belieben mehr)
Eiswürfel nach Belieben

Frischen Grünkohl unter fließendem Wasser waschen und die harten Rippen herausschneiden. Das Grün in Streifen schneiden. Das Stück Salatgurke schälen, längs halbieren und die Kerne mit einem Teelöffel herauskratzen. Das Fruchtfleisch in Scheiben schneiden. Zusammen mit allen anderen Zutaten im Mixer sehr fein pürieren und nach Belieben mit weiterem Wasser verdünnen.

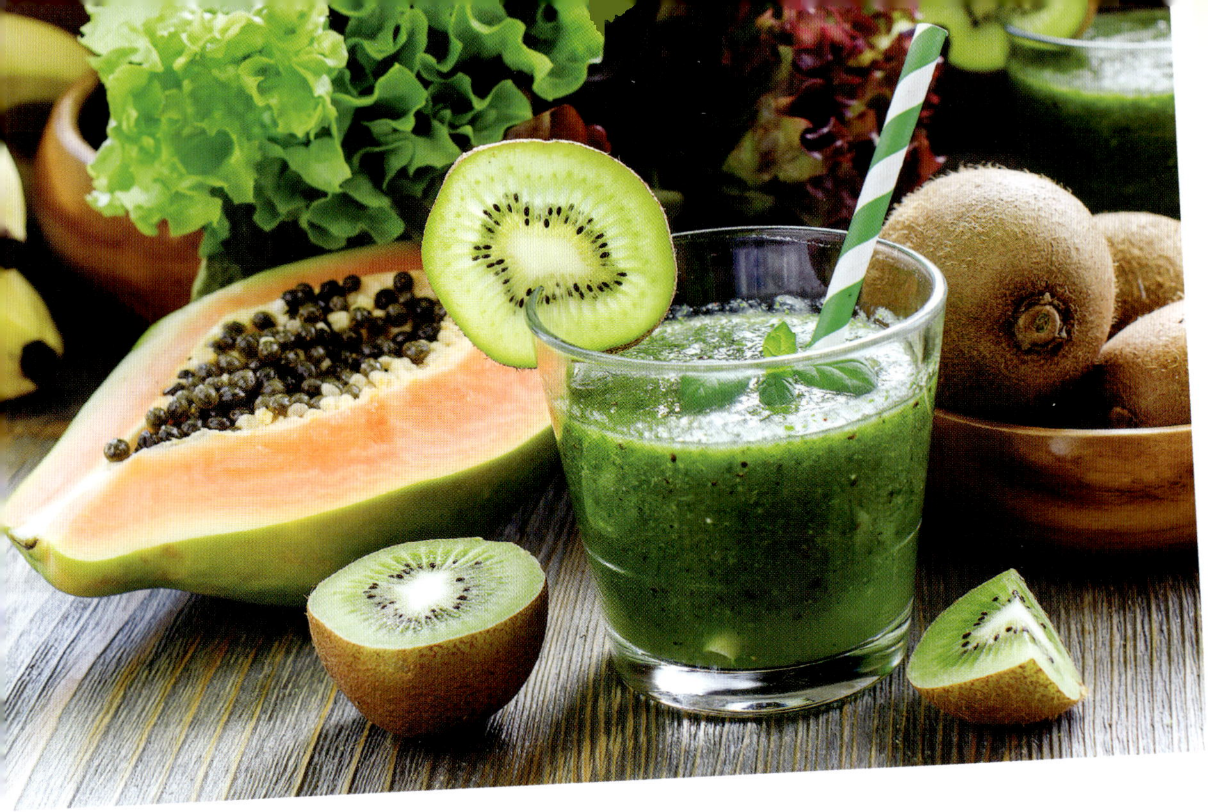

Salat und Papaya – fruchtig-herb

Vegan · Für 1 Portion · 71 kcal, 16 g KH (11 g davon Zucker), 0 g F, 2 g E

75 g Salatmix (z. B. Lollo rosso und Lollo bianco)
30 g Papaya
1 Kiwi
¼ TL Kurkuma
1 Prise schwarzer Pfeffer
150 ml Wasser
2 Eiswürfel nach Belieben

Den Salat waschen, gut trocken schütteln und klein schneiden. Das Stück Papaya schälen und entkernen. Die Kiwi schälen, vierteln und den harten Strunk in der Mitte entfernen. Zusammen mit allen anderen Zutaten im Mixer schön cremig mixen. Da der Salat sehr viel Volumen hat, kann es sinnvoll sein, zuerst nur die Hälfte davon in den Mixer zu geben.

TIPP **Es gibt im Supermarkt je nach Saison verschiedene Bio-Salatmischungen in 100-g-, 150-g- oder 260-g-Packungen fertig vorbereitet zu kaufen. Je mehr bittere Sorten Sie auswählen (z. B. Radicchio oder Chicorée), desto besser für Ihre Entgiftung!**

Powerdrink mit Spinat und Mango

Vegan · Für 1 Portion · 75 kcal, 8 g KH (7 g davon Zucker), 2 g F, 2 g E

60 g Spinat (frisch oder tiefgekühlt)
50 g Mango, ersatzweise Papaya
1 Stück Ingwer (haselnussgroß)
¼ TL Kurkuma
1 Prise schwarzer Pfeffer
1 Prise Salz
½ TL Lein- oder Olivenöl
150 ml Wasser

Frischen Spinat waschen und verlesen. Tiefgekühlten Spinat auf- oder zumindest antauen lassen. Die Mango schälen und in Würfel schneiden. Den Ingwer schälen und klein würfeln. Zusammen mit allen anderen Zutaten im Mixer zu einem cremigen Smoothie mixen.

TIPP **Wenn Sie keine Zeit haben, den Spinat antauen zu lassen, begießen Sie ihn mit etwas heißem Wasser und mixen ihn dann mit entsprechend weniger Flüssigkeit.**

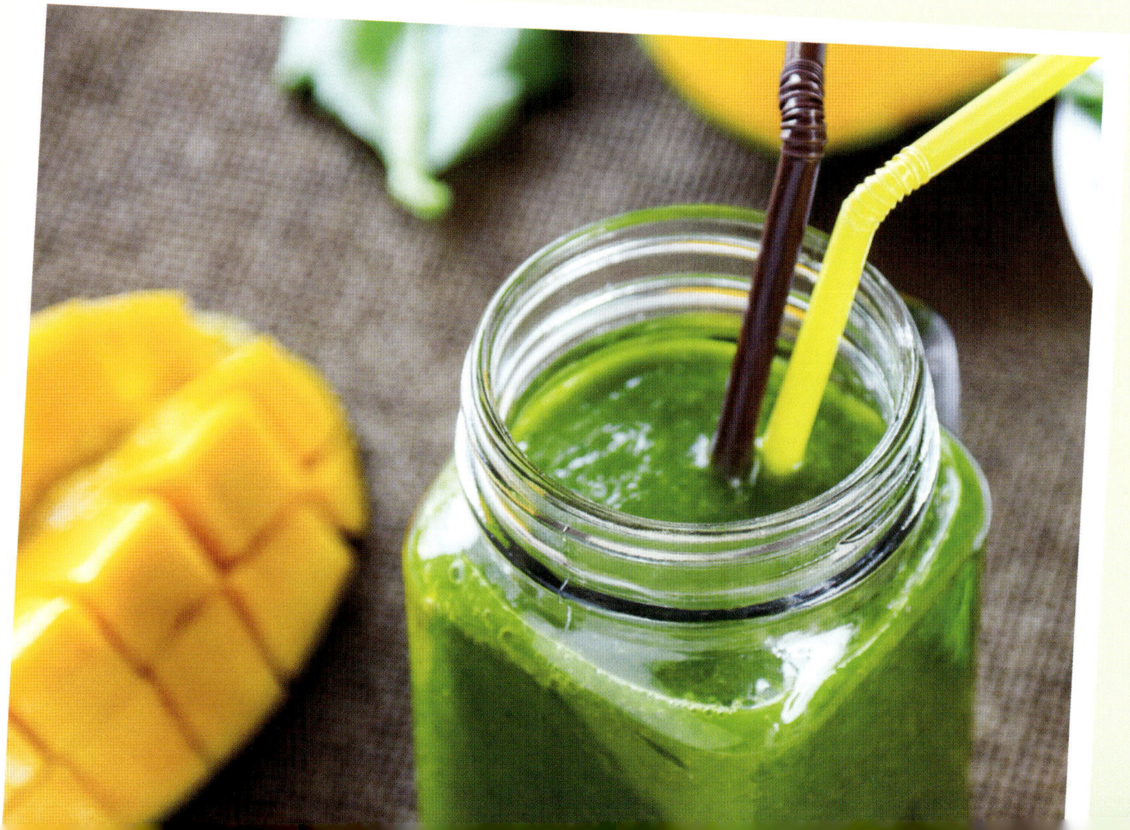

Spinat mit Orangensaft und Reismilch

Vegan · Für 1 Portion · 111 kcal, 17 g KH (12 g davon Zucker), 3 g F, 4 g E

60 g Spinat (frisch oder tiefgekühlt)
1 Orange
1 Zweig frische Minze
50 ml Reismilch
1 TL Chiasamen
2 Eiswürfel nach Belieben

Frischen Spinat waschen und verlesen. Tiefgekühlten Spinat auf- oder zumindest antauen lassen. Die Orange auspressen – das sollte etwa 150 ml Saft ergeben. Die Minze waschen, gut trocken schütteln und die Blätter vom Stiel zupfen. Zusammen mit allen anderen Zutaten im Mixer zu einem cremigen Drink mixen und bei Bedarf noch etwas Reismilch dazugeben.

INFO **Reismilch wird als »Reisdrink« oder »Reisgetränk« verkauft und wird aus Vollkornreis hergestellt. Sie hat nur sehr wenig Inhaltsstoffe, dafür aber auch kein Gluten und keine Laktose. In Reformhäusern finden Sie auch verschiedene Mischungen, z. B. Reis-Kokos-Ananas-Milch.**

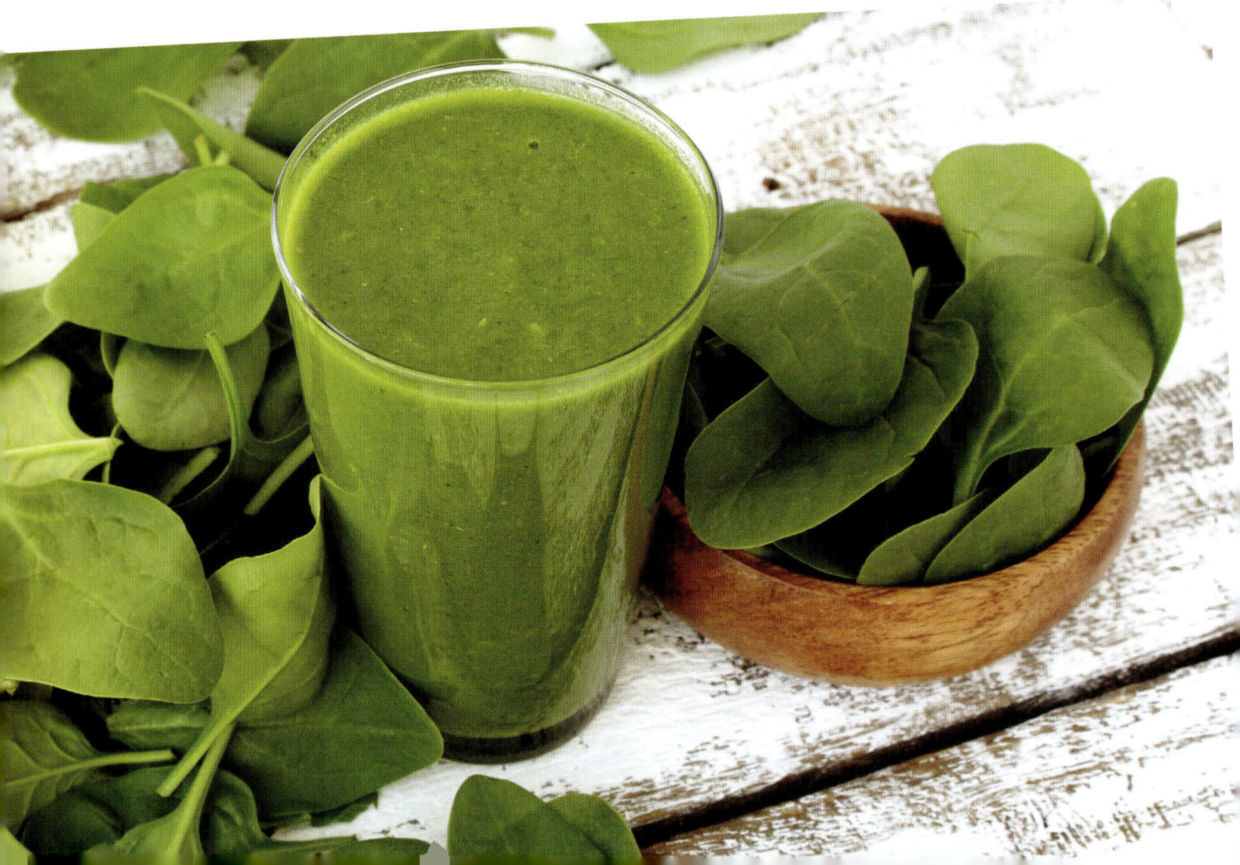

Spinat-Cooler mit Meerrettich

Vegan · Für 1 Portion · 84 kcal, 4 g KH (0 g davon Zucker), 5 g F, 6 g E

60 g Babyspinat (frisch oder tiefgekühlt)
100 ml Sojamilch
1–2 TL Meerrettich (aus dem Glas oder aus der Tube)
Eiswürfel und Wasser nach Belieben
1 TL Chiasamen

Frischen Spinat waschen und verlesen. Tiefgekühlten Spinat auf- oder zumindest antauen lassen. Mit der Sojamilch, dem Meerrettich und eventuell 2 Eiswürfeln fein pürieren. (Wenn Sie tiefgekühlten Spinat verwenden, brauchen Sie keine Eiswürfel zusätzlich.) Nach Belieben mit Wasser auffüllen und mit Chiasamen bestreut servieren.

INFO **In Chiasamen ist jede Menge Kalzium enthalten, außerdem Antioxidanzien und viel Omega-3-Fettsäuren. Chia ist ein Pseudogetreide und manche Bäckereien bieten auch schon Brote daraus an.**

Mandelmilch mit Spinat und Erdbeeren

Vegan · Für 1 Portion · 110 kcal, 10 g KH (9 g davon Zucker), 7 g F, 3 g E

60 g Babyspinat (frisch oder tiefgekühlt)
50 g Erdbeeren
150 ml Mandelmilch
1 TL Leinöl
frisch gemahlener schwarzer Pfeffer
Wasser und Eiswürfel nach Belieben

Frischen Spinat waschen und verlesen. Tiefgekühlten Spinat auf- oder zumindest antauen lassen. Die Erdbeeren waschen und putzen. Zusammen mit allen anderen Zutaten im Mixer fein pürieren und nach Belieben mit Wasser auffüllen.

Spitzkohl mit Erdbeeren

Vegan / Mit Kefir vegetarisch · Für 1 Portion · 100 kcal, 13 g KH (8 g davon Zucker), 2 g F, 5 g E

100 g Spitzkohl
1 Stück Ingwer (hasel- oder walnussgroß nach Belieben)
50 g Erdbeeren
100 ml Wasser
2 Eiswürfel nach Belieben
1 TL Chiasamen
50 ml Kefir nach Belieben

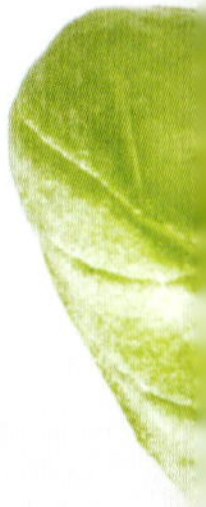

Die Spitzkohlblätter unter fließendem Wasser gründlich waschen und die harten Rippen entfernen. Die Blätter in Streifen schneiden. Den Ingwer schälen und klein würfeln. Die Erdbeeren waschen, putzen und halbieren. Alles mit Wasser, Eiswürfeln und Chiasamen in den Mixer geben und fein pürieren. Pur oder mit Kefir verrührt genießen.

Kresse-Gurken-Drink mit Sojamilch

Vegan · Für 1 Portion · 65 kcal, 6 g KH (3 g davon Zucker), 2 g F, 5 g E

1 Kästchen Kresse
1 Stück Salatgurke (ca. 10 cm)
2 Zweige Zitronenmelisse
1 EL Schnittlauch in Röllchen
je 1 Prise Salz und schwarzer Pfeffer
100 ml Sojamilch
Wasser nach Belieben

Die Kresse unter fließendem Wasser abspülen, gut trocken schütteln und die Blättchen mit den Stängeln abschneiden. Das Stück Gurke schälen, längs halbieren, die Kerne herauskratzen und das Fruchtfleisch würfeln. Alle Zutaten im Mixer sehr fein pürieren und nach Belieben mit Wasser verdünnen.

TIPP **Statt Kresse können Sie den Drink auch mit ca. 50 g gewaschenem und geputztem Feldsalat zubereiten.**

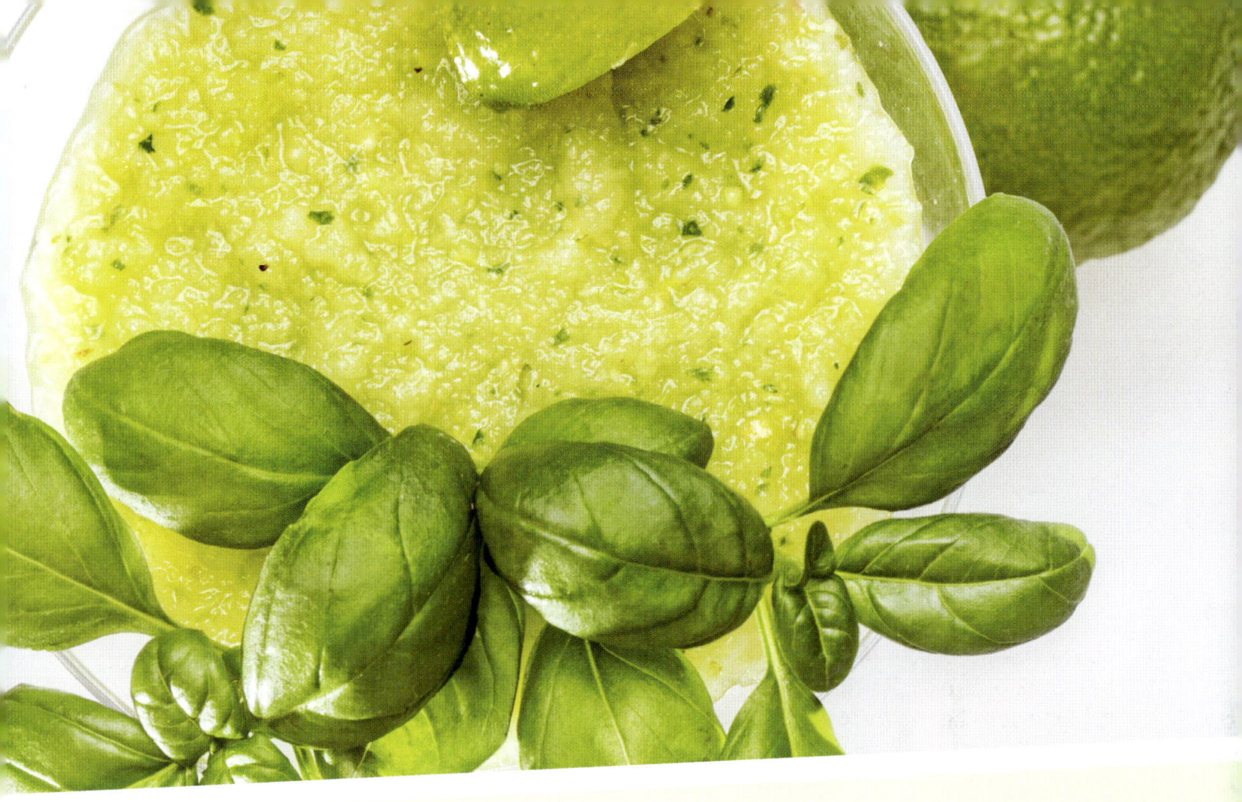

Chicorée-Smoothie mit Basilikum und Limettensaft

Vegetarisch / Mit Sojamilch vegan · Für 1 Portion · 107 kcal, 9 g KH (5 g davon Zucker), 4 g F, 6 g E

1 Chicorée
10–15 Basilikumblätter
½ Limette oder Zitrone
100 ml Ziegen- oder Sojamilch
je 1 Prise Salz und schwarzer Pfeffer
2 Eiswürfel
Wasser nach Belieben

Den Chicorée halbieren, den harten, bitteren Strunk herausschneiden und die Blätter grob hacken. Die Basilikumblätter waschen und gut trocken schleudern. Die Limette oder Zitrone auspressen. Alles zusammen mit den anderen Zutaten im Mixer zu einem Smoothie mixen und nach Belieben mit Wasser verdünnen.

TIPP **Chicorée wirkt durch seine Bitterstoffe besonders gut beim Entgiften. Das gilt auch für Radicchio, mit dem Sie diesen Smoothie ebenfalls zubereiten können.**

Mangold-Orangen-Smoothie

Vegan · Für 1 Portion · 85 kcal, 17 g KH (11 g davon Zucker), 0 g F, 3 g E

100 g Mangold
1 Orange
frischer Ingwer nach Belieben
5 Basilikumblätter · ¼ TL Kurkuma
1 Prise schwarzer Pfeffer
2 Eiswürfel · Wasser nach Belieben

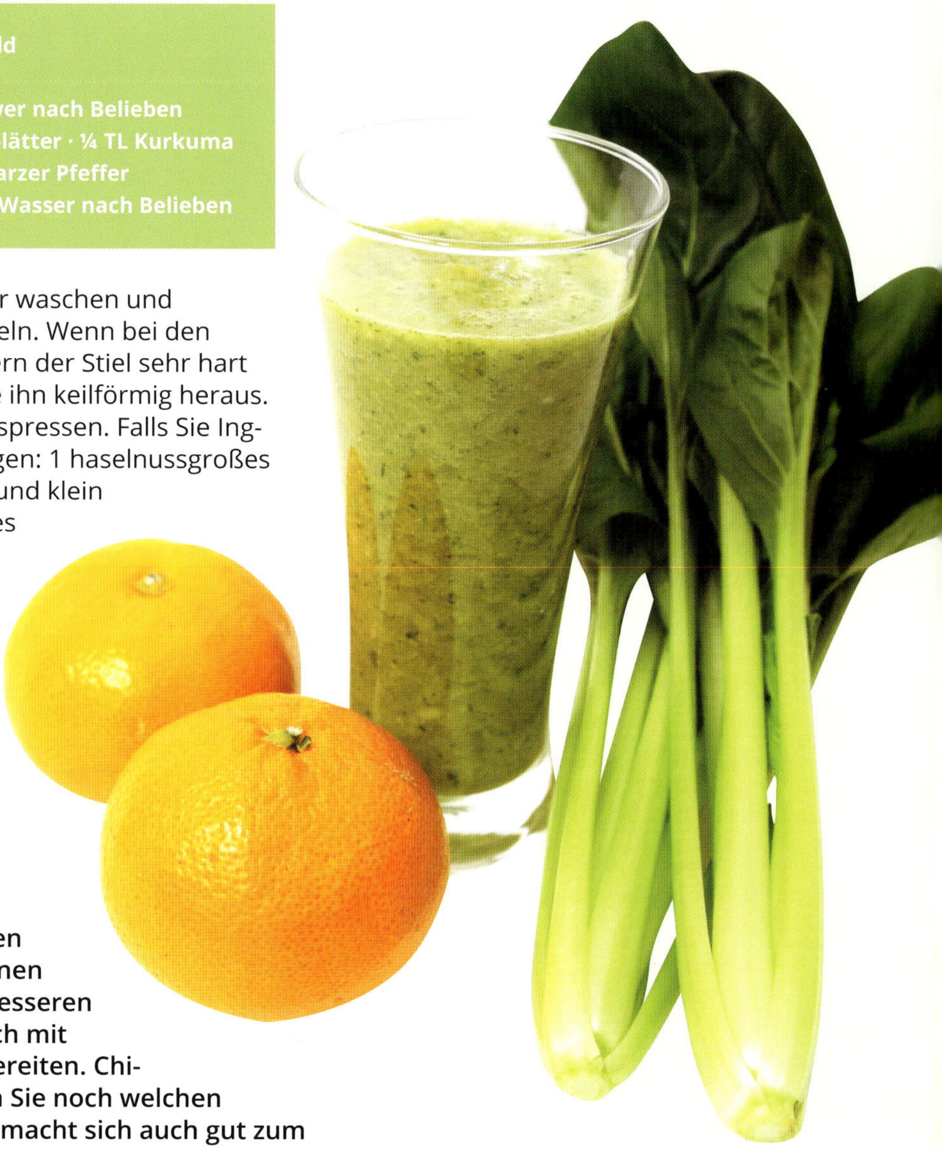

Mangoldblätter waschen und trocken schütteln. Wenn bei den äußeren Blättern der Stiel sehr hart ist, trennen Sie ihn keilförmig heraus. Die Orange auspressen. Falls Sie Ingwer gerne mögen: 1 haselnussgroßes Stück schälen und klein schneiden. Alles zusammen mit den anderen Zutaten im Mixer cremig pürieren und nach Belieben mit etwas Wasser verdünnen.

TIPP 1 **Diesen Smoothie können Sie zur noch besseren Entgiftung auch mit Grünkohl zubereiten. Chinakohl – wenn Sie noch welchen übrig haben – macht sich auch gut zum Orangensaft.**

TIPP 2 **Zur Abwechslung können Sie auch einmal 1 grüne Kiwi mitmixen. Dann aber nur ½ Orange verwenden.**

Dunkelgreenie

Vegan · Für 1 Portion · 36 kcal, 3 g KH (2 g davon Zucker), 1 g F, 3 g E

2 Röschen Brokkoli (ca. 50 g, frisch oder tiefgekühlt)
1 Stück Salatgurke (ca. 10 cm)
4–5 Blätter grüner Salat
100 ml Wasser (mehr nach Belieben)
2 Eiswürfel nach Belieben
Salz, Pfeffer

Brokkoliröschen waschen. Tiefgekühlten Brokkoli antauen lassen. (Bei Verwendung von tiefgekühltem Brokkoli brauchen Sie keine Eiswürfel dazugeben.) Das Stück Gurke schälen, längs halbieren, die Kerne herauskratzen und das Fruchtfleisch würfeln. Die Salatblätter waschen und trocken schütteln. Alle Gemüse mit Wasser und eventuell Eiswürfeln im Mixer cremig pürieren. Nach Belieben mit kaltem Wasser verdünnen. Mit Salz und Pfeffer abschmecken.

TIPP **Dieser Greenie schmeckt durch den rohen Brokkoli sehr herb. Wenn Sie das nicht so sehr mögen: Geben Sie zur Abwechslung ein paar Erdbeeren oder 1 Schnitz Papaya dazu. Das muss drin sein bei so wenigen Kalorien!**

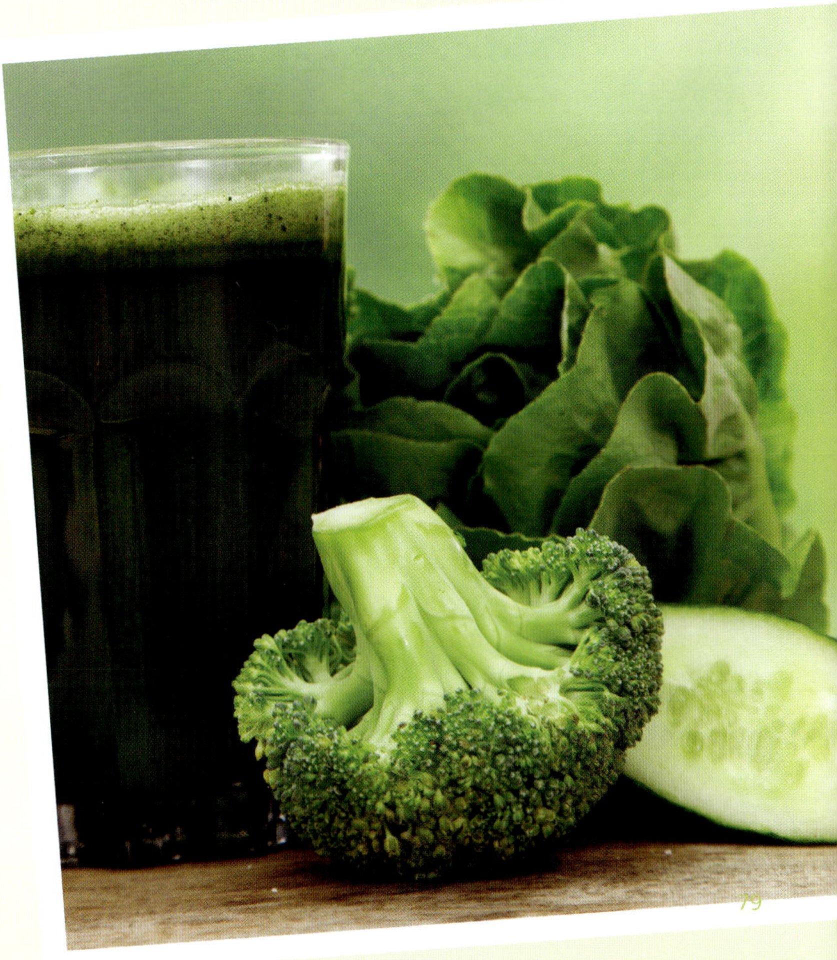

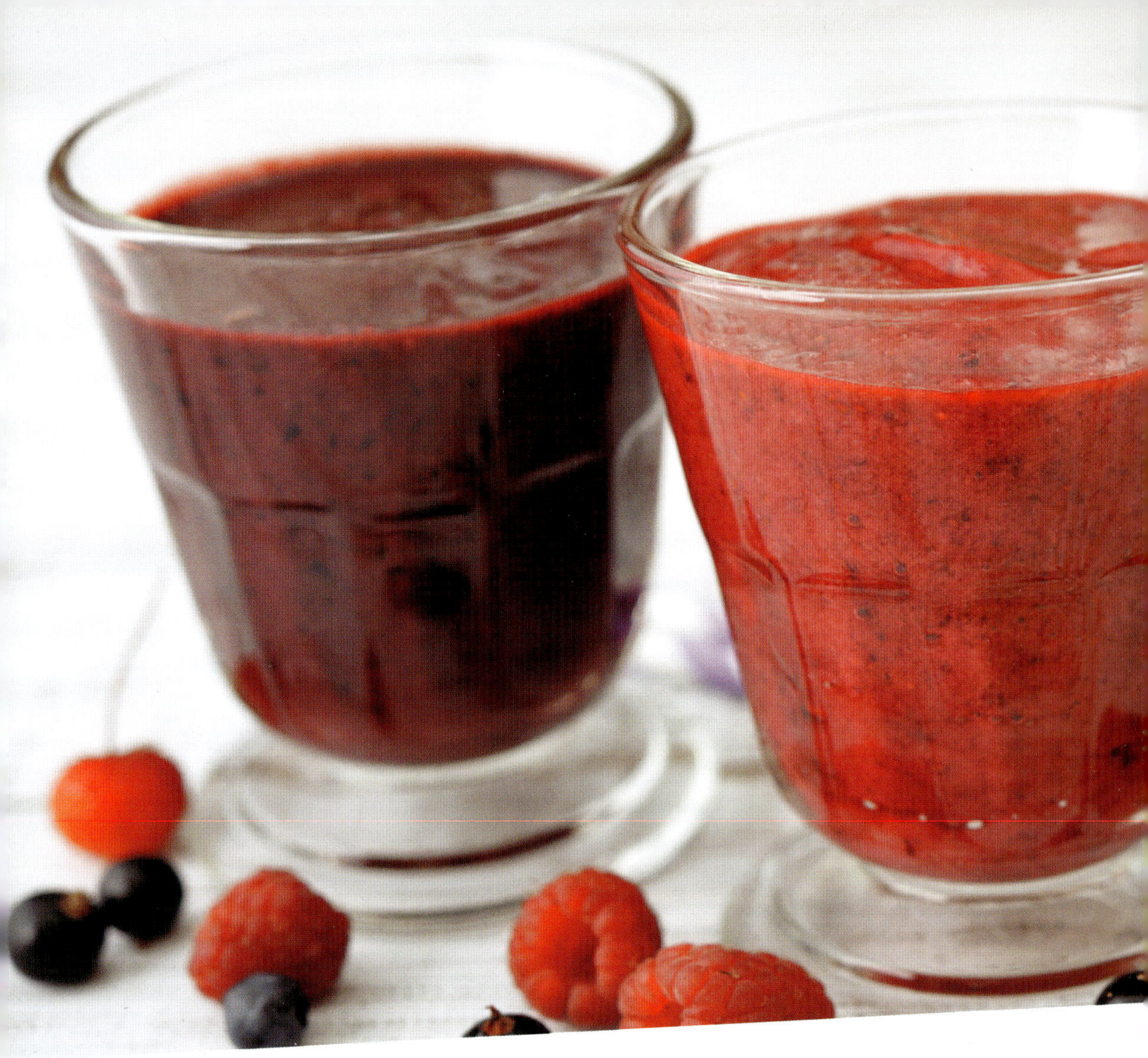

Beeren-Smoothies

Es gibt Obstsorten, die stark entgiftend wirken. Daher kann man ihren Zuckergehalt in Kauf nehmen. Am wichtigsten sind dabei Beeren: Heidelbeeren, Erdbeeren, Himbeeren, Brombeeren und Johannisbeeren. Auch Aprikosen, Papayas, Kirschen und Wassermelonen sind empfehlenswert. Wir haben im Folgenden einige Anregungen zusammengestellt, wie Sie die Früchte lecker kombinieren können. Bei den Beeren können Sie gerne auch zu tiefgekühlter Ware greifen – für die anderen Obstsorten heißt es, in der Saison reichlich davon Gebrauch zu machen.

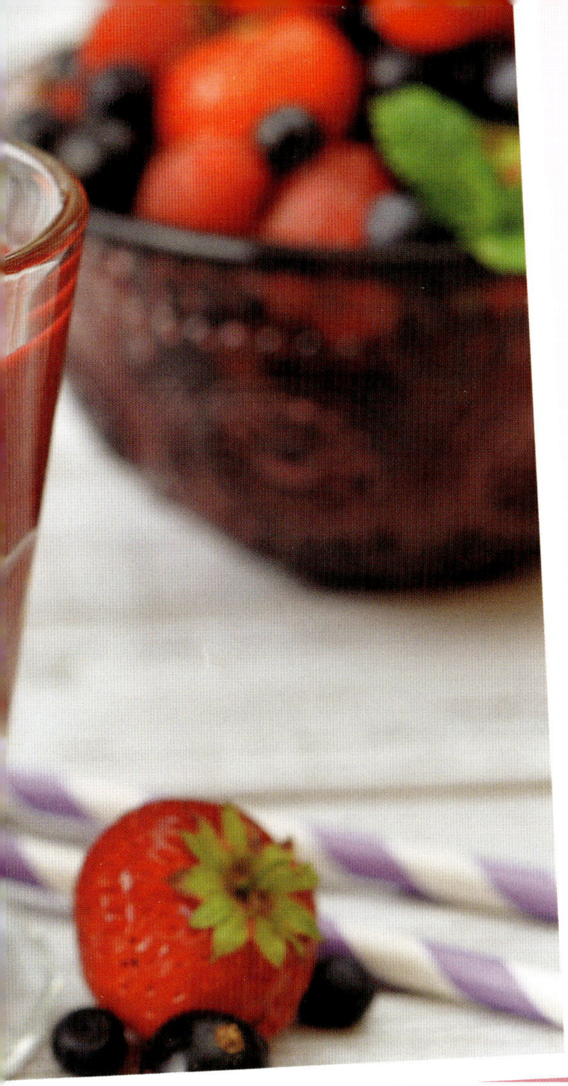

Die Rezepte für die Smoothies und Drinks sind jeweils für 1 Portion berechnet.

Beerenstark 1: Himbeeren und Erdbeeren mit Ziegenmilch

Vegetarisch · Für 1 Portion · 216 kcal, 15 g KH (13 g davon Zucker), 13 g F, 10 g E

50 g Himbeeren
75 g Erdbeeren
1 TL Chiasamen
1 EL gemahlene Mandeln
150 ml Ziegenmilch
2 Eiswürfel

Die Himbeeren und Erdbeeren behutsam waschen. Die Erdbeeren entstielen und klein schneiden. Zusammen mit allen anderen Zutaten im Mixer zu einem cremigen Smoothie aufschlagen. Wenn Sie tiefgekühlte Beeren verwenden: zumindest antauen lassen und keine Eiswürfel zusätzlich verwenden.

TIPP **Durch die Mandeln in dem Drink haben Sie schon fast eine kleine sättigende Mahlzeit. Ohne Mandeln kommen Sie auf nur 155 kcal.**

INFO **Ziegenmilch enthält günstigere Fettsäuren als Kuhmilch und gut verdauliche Proteine. Sie schmeckt leicht süßlich, aber keinesfalls »ziegig«.**

Beerenstark 2: Himbeeren und Heidelbeeren mit Ziegenmilch

Vegetarisch · Für 1 Portion · 130 kcal, 17 g KH (16 g davon Zucker), 5 g F, 5 g E

50 g Himbeeren
100 g Heidelbeeren
50 g Erdbeeren
¼ TL Kurkuma · 1 Prise schwarzer Pfeffer
100 ml Ziegenmilch
2 Eiswürfel

Die Beeren behutsam waschen, die Heidelbeeren verlesen, und die Erdbeeren entstielen. Beeren zusammen mit allen anderen Zutaten im Mixer zu einem cremigen Smoothie aufschlagen. Wenn Sie tiefgekühlte Beeren verwenden: zumindest antauen lassen und keine Eiswürfel zusätzlich verwenden.

TIPP **Nach Belieben können Sie in Ihrem Beerendrink noch jeweils 3–4 Blätter frische Minze oder frische Zitronenmelisse mitmixen.**

Mandelmilch mit Heidelbeeren und Papaya

Vegan · Für 1 Portion · 163 kcal, 17 g KH (12 g davon Zucker), 8 g F, 4 g E

75 g Heidelbeeren
50 g Papaya
1 EL gemahlene Mandeln
1 EL Zitronen- oder Limettensaft
1 TL Chiasamen
100 ml Mandelmilch
50 ml Wasser · 2 Eiswürfel

Heidelbeeren waschen und verlesen. Das Stück Papaya von Schale und Kernen befreien und in Stücke schneiden. Beides zusammen mit allen anderen Zutaten im Mixer fein pürieren. Wenn Sie tiefgekühlte Beeren verwenden: zumindest antauen lassen und keine Eiswürfel zusätzlich verwenden.

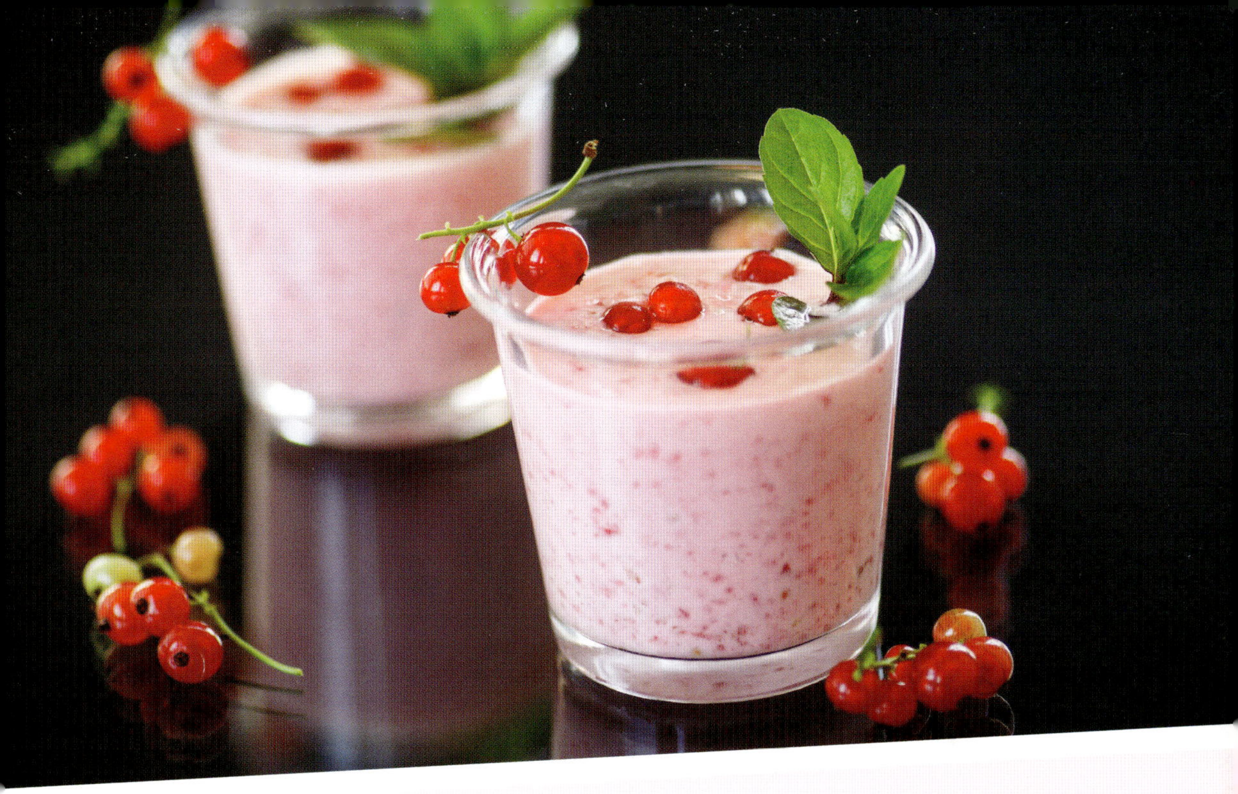

Johannisbeeren mit Minze und Mandeln

Vegetarisch · Für 1 Portion · 155 kcal, 11 g KH (9 g davon Zucker), 9 g F, 6 g E

100 g Rote oder Schwarze Johannisbeeren
4–5 Blätter frische Minze
1 EL gemahlene Mandeln
1 EL Zuckerersatz Erythrit aus dem Reformhaus
2 Eiswürfel
100 ml Ziegenmilch
Wasser nach Belieben

Die Johannisbeeren waschen und die Beeren mit einer Gabel von den Stielen streifen. Zusammen mit allen anderen Zutaten im Mixer fein pürieren und nach Belieben mit kaltem Wasser verdünnen. Wenn Sie tiefgekühlte Beeren verwenden: zumindest antauen lassen und keine Eiswürfel zusätzlich verwenden.

INFO **Rote Johannisbeeren schmecken ziemlich sauer. Hingegen sind Schwarze Johannisbeeren relativ mild im Geschmack und ähneln damit ein wenig den Heidelbeeren. Wenn Sie saure Früchte nicht mögen, dann sind Schwarze Johannisbeeren – oder auch Brombeeren – die bessere Wahl für Sie. Sie haben nur unwesentlich mehr Kalorien.**

Aprikosen-Smoothie mit Heidelbeeren und Gurke

Vegan · Für 1 Portion · 111 kcal, 22 g KH (13 g davon Zucker), 1 g F, 2 g E

1 große, reife Aprikose
2 große Erdbeeren
1 Stück Salatgurke (ca. 12 cm lang)
100 ml Reismilch
2 Eiswürfel, Wasser nach Belieben

Die Aprikose waschen und trocken tupfen. Halbieren, den Kern entfernen und das Fruchtfleisch in Stücke schneiden. Die Erdbeeren behutsam waschen, die Stielansätze entfernen und Erdbeeren vierteln. Das Stück Salatgurke schälen, längs halbieren, die Kerne mit einem Teelöffel herauskratzen und das Fruchtfleisch klein schneiden. Alles zusammen mit der Reismilch im Mixer cremig pürieren und nach Belieben mit kaltem Wasser verdünnen.

Wassermelone mit Erdbeeren

Vegan · Für 1 Portion · 135 kcal, 26 g KH (16 g davon Zucker), 2 g F, 4 g E

200 g Wassermelone
3 große Erdbeeren
1 TL Chiasamen
1 EL Braunhirse
50 ml Wasser
2 Eiswürfel

Das Stück Wassermelone schälen, von den Kernen befreien und in Stücke schneiden. Die Erdbeeren waschen und entstielen. Beides zusammen mit den anderen Zutaten in den Mixer geben und fein cremig pürieren.

INFO **Braunhirse ist ein glutenfreies Getreide voller wichtiger Mineralstoffe, besonders Silizium und Vitamin B. Sie eignet sich gut zur Beimischung zu Smoothies und Müslis.**

INFO **Wassermelonen sind wegen ihrer alkalischen Wirkung gut für die Entgiftung. Aber nur die Wassermelonen – andere Melonensorten enthalten zu viel Zucker!**

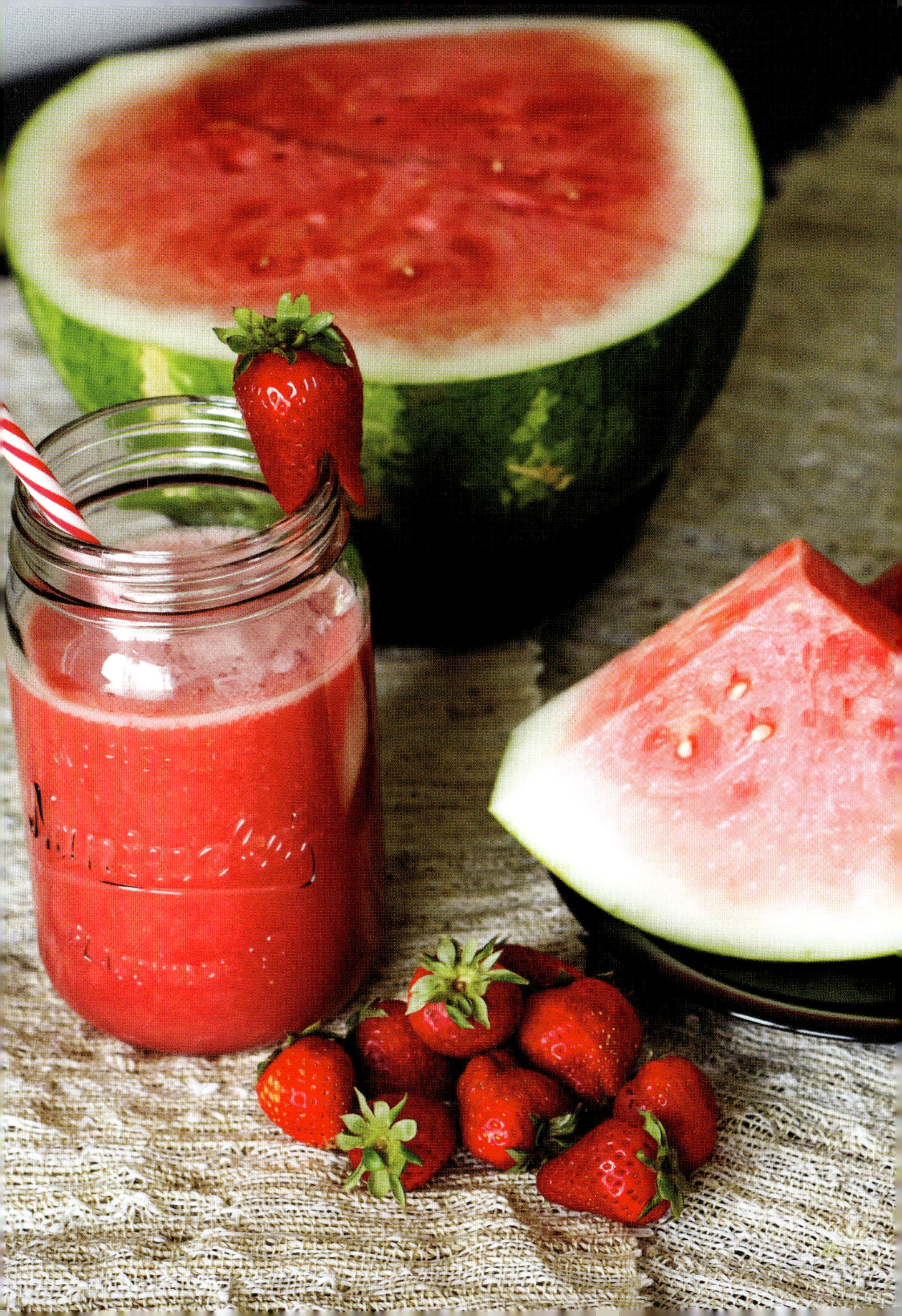

Kirschen-Trauben-Smoothie mit Ingwer

Vegan · Für 1 Portion · 122 kcal, 29 g KH (18 g davon Zucker), 1 g F, 1 g E

150 g Kirschen
50 g dunkle Weintrauben (möglichst kernlos)
1 Stück Ingwer (haselnussgroß)
100 ml Reismilch
1–2 Eiswürfel
5 Blätter Minze oder Zitronenmelisse
Wasser nach Belieben

Die Kirschen waschen und entsteinen. Dabei über einem Gefäß arbeiten, um den austretenden Saft aufzufangen. Die Trauben waschen, von den Stängeln zupfen und halbieren. Kerne eventuell entfernen. Den Ingwer schälen und klein schneiden. Alles zusammen mit den anderen Zutaten im Mixer fein pürieren und nach Belieben mit Wasser verdünnen.

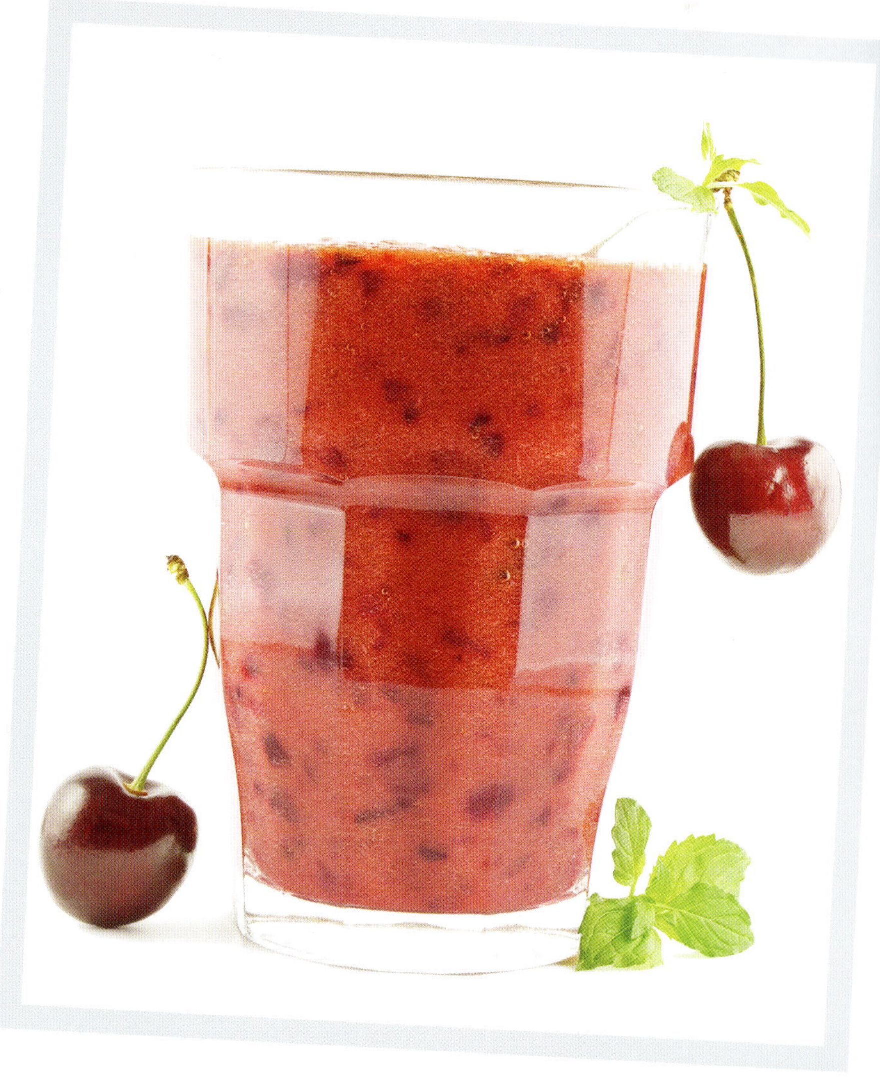

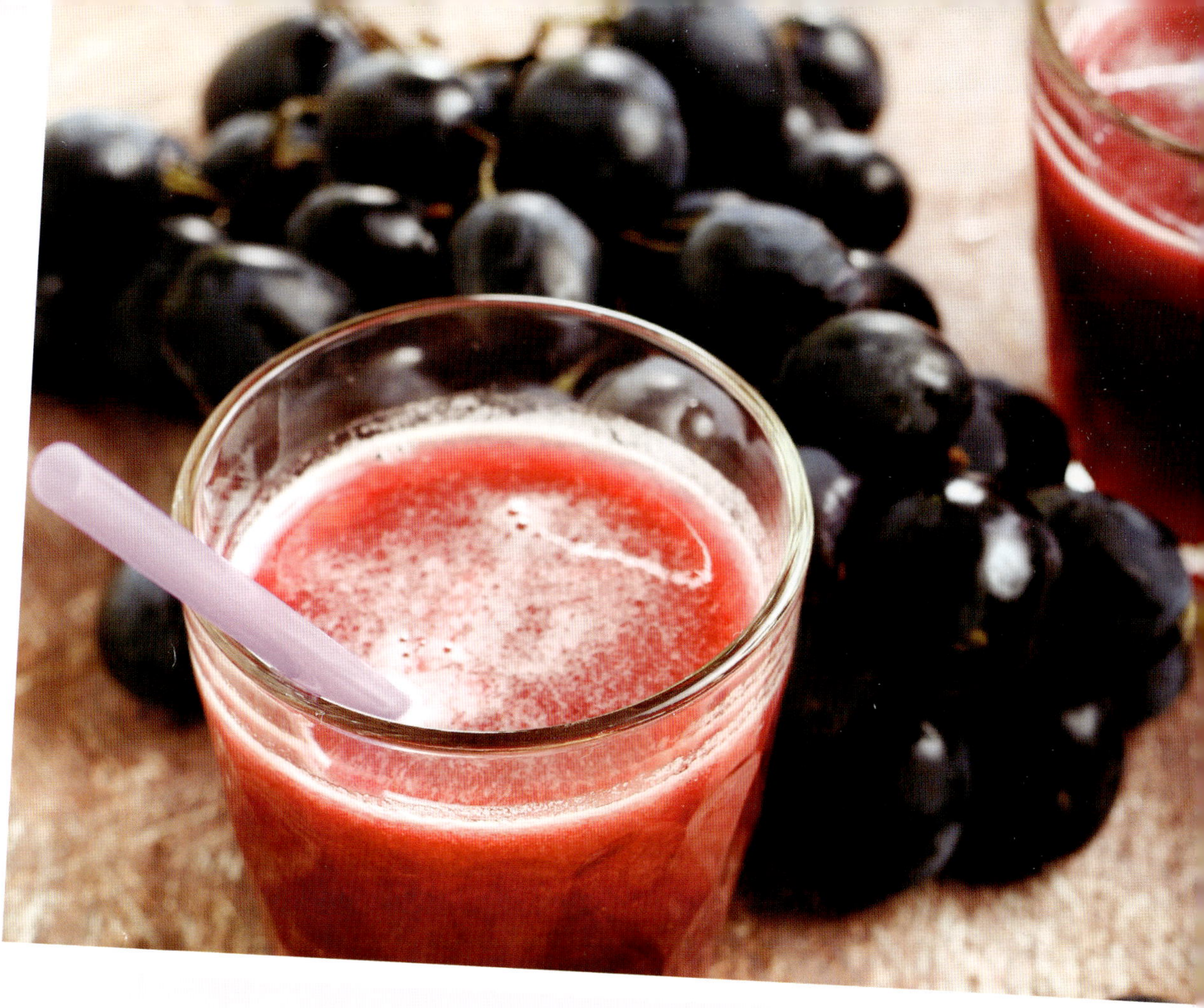

Geeiste dunkle Trauben

Vegan · Für 1 Portion · 105 kcal, 25 g KH (25 g davon Zucker), 0 g F, 1 g E

150 g dunkle Trauben (möglichst kernlos)
½ Limette
½ Vanilleschote
3 Eiswürfel

Die Trauben waschen und von den Stielen zupfen. Halbieren und eventuell die Kerne entfernen. Die Limette auspressen. Die Vanilleschote längs aufschlitzen und das Mark herauskratzen. Alles zusammen mit den Eiswürfeln im Mixer fein pürieren und sofort eiskalt servieren.

TIPP **Wenn Sie ein Töpfchen Lavendel haben: 1 frische Blüte fein zerbröselt und mitgemixt gibt ein tolles Aroma!**

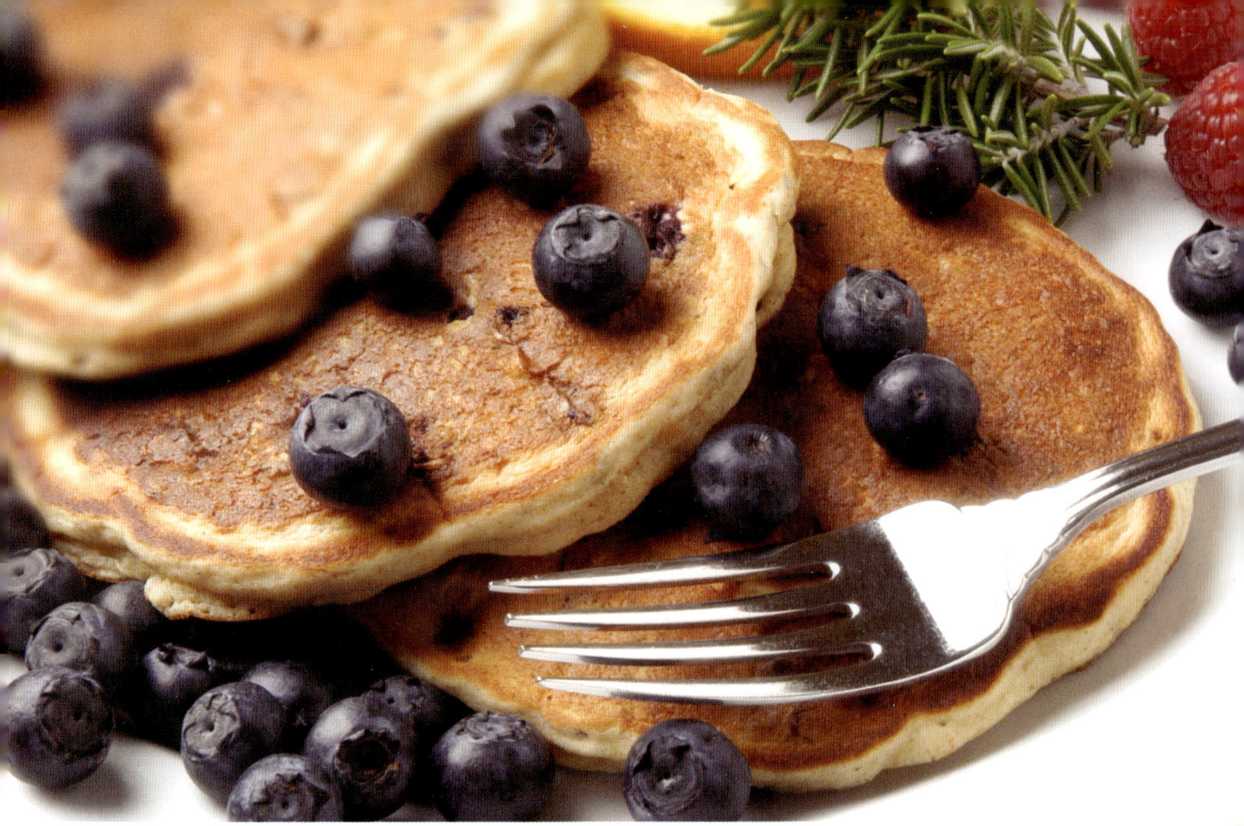

Frühstücks-pfannkuchen

Das handelsübliche Brot aus Weizen, Roggen oder Dinkel sollten Sie während der Entgiftung nicht essen. Versuchen Sie stattdessen mal Pfannkuchen, die Sie auch auf Vorrat backen und einfrieren oder ein paar Tage im Kühlschrank aufbewahren können. Geeignete Mehle sind aus Amaranth, Hirse (Teffmehl), Quinoa, Maniok, Kastanien, Süßlupinen, Kichererbsen, Mais oder Buchweizen. Sie bekommen sie im Reformhaus oder im Bio-Supermarkt, manche auch schon im Supermarkt um die Ecke.

Wir stellen Ihnen hier zwei Varianten vor: Pfannkuchen oder Pancakes (die kleinere amerikanische Variante) aus Buchweizenmehl und aus Maismehl.

Keine Angst, wenn Sie ungeübt sind beim Kochen: Dann werden die Pfannkuchen halt ein bisschen dicker – schmecken aber genauso gut.

Buchweizenpfannkuchen mit Beerenobst

Vegetarisch / Auf Vorrat · Für 2 Portionen · Pro Portion: 456 kcal, 49 g KH (10 g davon Zucker), 25 g F, 13 g E

GRUNDREZEPT FÜR 6 PFANNKUCHEN:

200 ml Ziegenmilch oder fettarme Kuhmilch
1 Ei, Größe M
Salz
100 g Buchweizenmehl
6 TL Rapsöl

Milch, Ei und Salz mit dem Handrührgerät oder einem Schneebesen verquirlen. Nach und nach das Buchweizenmehl einrieseln lassen und gut vermischen. Den Teig 30 Minuten quellen lassen und eventuell noch etwas Milch dazugeben.
In einer kleinen beschichteten Pfanne (Bodendurchmesser ca. 10 cm für Pancakes, ca. 15 cm für Pfannkuchen) jeweils 1 TL Öl erhitzen und 1 kleine Kelle Teig eingießen. Backen, bis sich an der Oberfläche kleine Löcher zeigen, dann wenden und auf der anderen Seite goldbraun fertig backen.

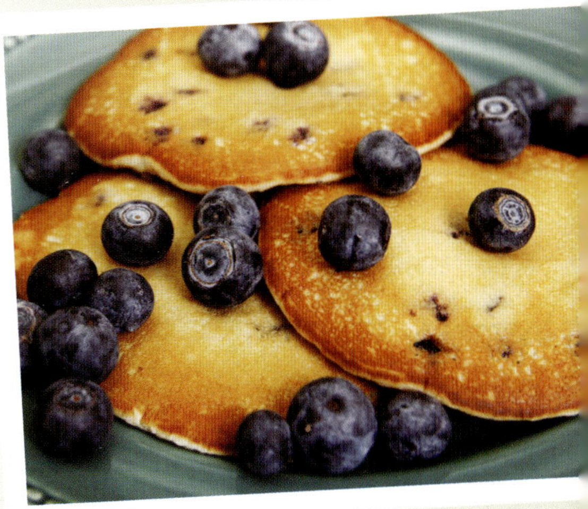

FÜR DIE FÜLLUNG:

150 g Heidelbeeren oder Himbeeren
1 Orange
1 EL Zuckerersatz Erythrit aus dem Reformhaus

Die Beeren behutsam waschen und verlesen. In eine Schüssel geben und mit einer Gabel leicht zerdrücken. Die Orange so schälen, dass kaum weiße Haut übrig ist. Die Frucht in Würfel schneiden und mit den Beeren vermischen. Nach Belieben mit Zuckerersatz süßen. Zu den Pancakes servieren oder die Pfannkuchen damit füllen und aufrollen.

TIPP 1 **Für die Füllung können Sie jedes Obst verwenden, das wir zur Entgiftung empfohlen haben: z. B. 200 g entsteinte und halbierte Kirschen oder 200 g entkernte und gewürfelte Aprikosen mit jeweils 15 g gerösteten Pinienkernen.**

TIPP 2 **Sie können auch 150 g Heidelbeeren direkt in den Teig geben und mitbacken.**

Buchweizenpancakes mit Rhabarber-Kompott

Vegetarisch · Für 2 Portionen · Pro Portion: 419 kcal, 41 g KH (6 g davon Zucker), 24 g F, 13 g E

RHABARBER-KOMPOTT:

2 Stangen Rhabarber (ca. 200 g)
½ Vanilleschote
1 EL Zuckerersatz Erythrit aus dem Reformhaus
1 TL abgeriebene Schale einer Bio-Zitrone

Die Pancakes nach dem Rezept für Pfannkuchen auf Seite 89 zubereiten.
Den Rhabarber putzen, waschen und würfeln. Die Vanilleschote längs aufschlitzen und das Mark herauskratzen. In einem kleinen Topf alle Zutaten mit ein wenig Wasser einmal aufkochen lassen. Die leere Vanilleschote herausfischen und das Kompott heiß oder abgekühlt zu den Pancakes reichen.

TIPP **An heißen Tagen ist das Rhabarber-Kompott eisgekühlt ein Genuss. Sie können zur Saison eine größere Menge auf Vorrat kochen: Das Kompott hält sich 2–3 Tage im Kühlschrank und lässt sich auch gut für Smoothies verwenden – oder auch für die Buttermilchmousse auf Seite 143.**

INFO **Rhabarber, ein Knöterichgewächs, enthält viele Ballaststoffe, die den Darm reinigen und beim Abtransport von Giftstoffen helfen. Wer zu Gallen- oder Nierensteinen neigt, sollte möglichst jungen Rhabarber verwenden, der enthält weniger Oxalsäure.**

Pikante Pfannkuchen mit Tomaten

Vegetarisch / Auf Vorrat · 6 quietschgelbe dünne Pfannkuchen für 2 Portionen · Pro Stück: 145 kcal, 15 g KH (2 g davon Zucker), 8 g F, 5 g E

GRUNDREZEPT FÜR 6 PFANNKUCHEN:

200 ml fettarme Milch
2 Eier
Salz, Pfeffer
getrocknete Chilischoten nach Belieben
100 g Maismehl
6 TL Rapsöl

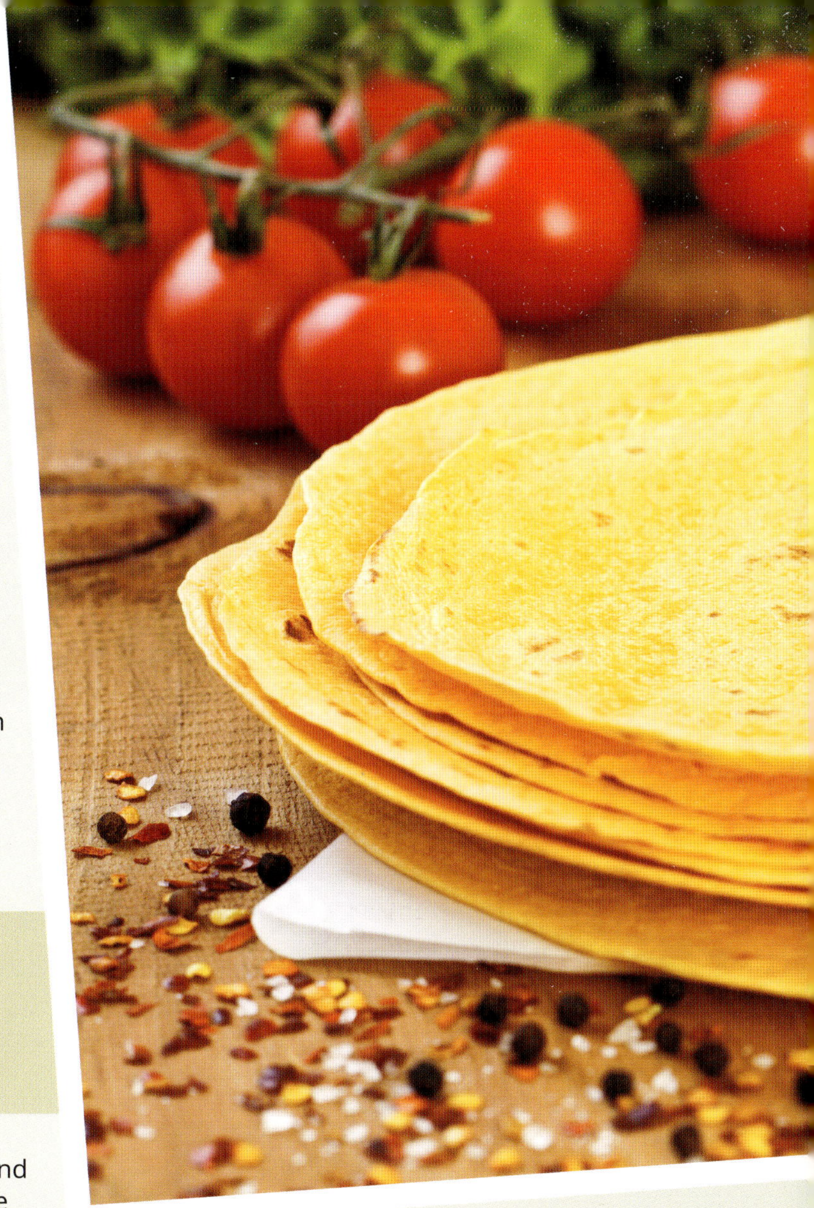

Milch, Eier und Gewürze mit dem Handrührgerät oder einem Schneebesen verquirlen. Nach und nach das Maismehl einrühren und den Teig mindestens ½ Stunde quellen lassen.
Jeweils 1 TL Öl in einer kleinen beschichteten Pfanne (ca. 15 cm Bodendurchmesser) erhitzen und 1 kleine Kelle Teig hineingeben. Wenn sich auf der Oberfläche kleine Löcher bilden, Pfannkuchen mit einem Pfannenwender umdrehen und auf der anderen Seite fertig backen.

FÜR DIE BEILAGE:

6 Salatblätter
6 kleine Strauchtomaten (zusammen ca. 200 g)
Salz, Pfeffer
2 EL weißer Essig

Die Salatblätter waschen und gut trocken schleudern. Die Strauchtomaten waschen und in Scheiben oder Würfel schneiden. Mit Salz und Pfeffer würzen und mit dem Essig beträufeln. Auf jeden Pfannkuchen 1 Salatblatt legen und die Tomatenmischung darauf verteilen. Aufrollen oder zusammenklappen und gleich servieren.

TIPP 1 **Die Pfannkuchen halten sich gut 2–3 Tage im Kühlschrank und können auch eingefroren werden. Machen Sie sich ein paar Pfannkuchen auf Vorrat: Sie können sie z. B. für das Rezept mit Chinakohl auf Seite 114 verwenden.**

TIPP 2 **Sie können in die Pfannkuchen auch gleich Kräuter mit einbacken – einfach 1 Handvoll grob gehacktes Basilikum oder gehackte Petersilie in den Teig rühren.**

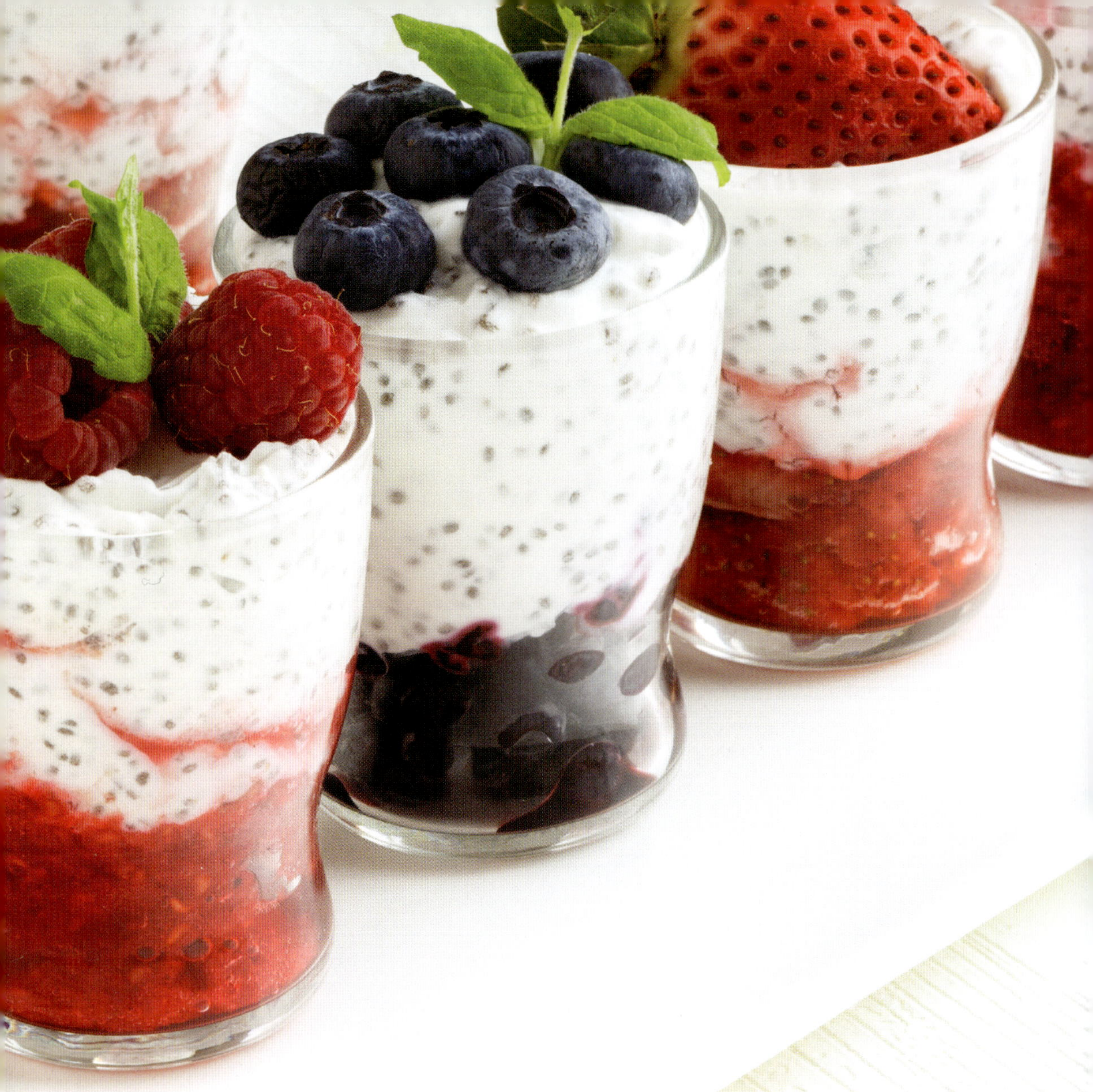

Müslis

Die klassischen Müsli-Mischungen mit Haferflocken und einem oft erheblichen Zuckeranteil müssen Sie für die Zeit der Entgiftung ganz weit weg stellen. Wie gut, dass es interessante Alternativen im Bio-Laden oder im Reformhaus zu entdecken gibt: gepuffter Amaranth oder Quinoa, Buchweizenflocken und Braunhirse. Machen Sie sich auf die Suche und finden Sie Ihr erlaubtes Lieblingsgetreide!

Beeren-Joghurt mit Chiasamen

Vegetarisch · Für 1 Portion · 130 kcal, 13 g KH (5 g davon Zucker), 4 g F, 9 g E

125 g fettarmer Joghurt (am besten Schaf- oder Ziegenjoghurt)
1 EL Chiasamen
100 g Erd,- Heidel- oder Himbeeren
1 EL Zitronensaft
1–2 TL Zuckerersatz Erythrit aus dem Reformhaus
einige Minzeblättchen

Den Joghurt in eine Schüssel geben, die Chiasamen unterrühren und etwas quellen lassen. In der Zwischenzeit die Beeren waschen, verlesen und die Stiele entfernen. 2/3 der Beeren pürieren oder mit einer Gabel zerdrücken. Mit Zitronensaft und gegebenenfalls dem Zuckerersatz abschmecken und in ein Glas füllen. Den Chia-Joghurt obenauf geben und mit den restlichen Beeren und den Minzeblättchen garniert servieren.

TIPP **Wenn Sie Ihr Frühstück etwas gehaltvoller mögen: 2 EL Hirseflocken oder Braunhirse in 50 ml Milch quellen lassen und unter den Joghurt mischen.**

Buchweizenmüsli mit Aprikosen

Vegan / Mit Sojajoghurt vegan · Für 1 Portion · 356 kcal, 50 g KH (15 g davon Zucker), 12 g F, 12 g E

2 EL Buchweizenflocken (ersatzweise Hirseflocken)
1 EL gemahlene Mandeln
75 ml Reismilch
150 g reife Aprikosen (ersatzweise 4 getrocknete Aprikosen)
125 ml fettarmer Joghurt oder Sojajoghurt

Die Buchweizenflocken und die gemahlenen Mandeln mit der Reismilch übergießen und mindestens 30 Minuten quellen lassen. (Es schadet nicht, wenn das Getreide über Nacht quillt.) Die Aprikosen waschen, trocken tupfen, halbieren, den Kern entfernen und das Fruchtfleisch in Spalten schneiden. Getrocknete Aprikosen in kleine Würfel schneiden. Die Aprikosen zu den Flocken geben und mit dem Joghurt vermischen.

Papaya-Joghurt mit Amaranth

Vegetarisch · Für 1 Portion · 282 kcal, 31 g KH (13 g davon Zucker), 12 g F, 12 g E

4 Walnusshälften
150 g Papaya
125 ml Joghurt (am besten Schaf- oder Ziegenjoghurt)
2 EL Amaranth oder Quinoa »gepufft«
Zimt nach Belieben

Die Walnusshälften grob hacken und in einer beschichteten Pfanne ohne zusätzliches Fett rösten, bis sie ihr Aroma entfalten. Das Stück Papaya aus der Schale heben, die Kerne entfernen und das Fruchtfleisch klein schneiden. Papaya, Joghurt und Getreide vermischen und mit den Walnusskernen und gegebenenfalls Zimt bestreut servieren.

INFO **So wie Popcorn und Puffreis werden auch Quinoa, Amaranth, Buchweizen und andere Lebensmittel gepufft. Die knackigen Kügelchen sind eine schöne Abwechslung zu den gequollenen Flocken im Müsli.**

Warmer Quinoa-Porridge mit Heidelbeeren

Vegan / Auf Vorrat · Für 2 Portionen · Pro Portion: 387 kcal
60 g KH (7 g davon Zucker), 12 g F, 13 g E

¼ Vanilleschote
1 kleines Stück Zimtrinde
2 Gewürznelken
250 ml Wasser
150 g Quinoa
50 ml Mandelmilch
150 g Heidelbeeren
Zuckerersatz Erythrit aus dem Reformhaus
2 EL Mandelblättchen
1 TL Chiasamen, Zimtpulver

Das Stück Vanilleschote halbieren und das Mark herauskratzen. Schote und Mark mit Zimt und Nelken in 250 ml Wasser zum

Kochen bringen. Quinoa dazugeben und auf sehr kleiner Flamme ca. 15 Minuten quellen lassen, bis alle Flüssigkeit aufgesogen ist. Die Mandelmilch einrühren und offen ausdampfen lassen.
In der Zwischenzeit die Heidelbeeren behutsam waschen, verlesen und gut abtropfen lassen.
Den Porridge nach Belieben mit Zuckerersatz abschmecken, auf 2 Schüsseln verteilen, die Heidelbeeren behutsam unterheben und mit den Mandelblättchen, Chiasamen und Zimt bestreut servieren.

TIPP **Der Porridge schmeckt natürlich auch kalt. Sie können ihn auf Vorrat zubereiten, denn er hält sich einige Tage im Kühlschrank. Verfeinern können Sie ihn auch noch mit Joghurt oder anderen Gewürzen wie z. B. Kardamom oder 1 TL abgeriebener Schale einer Bio-Zitrone.**

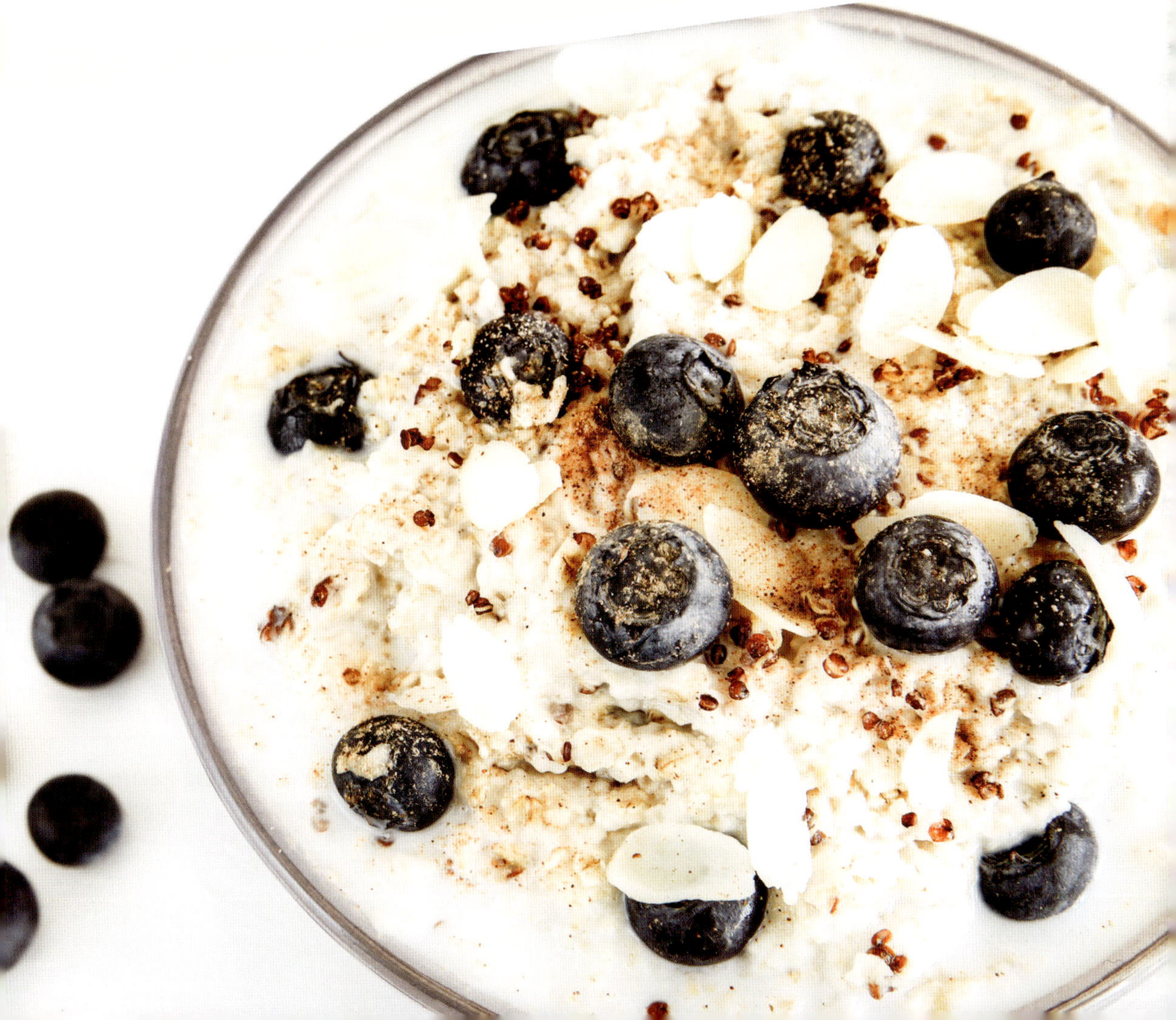

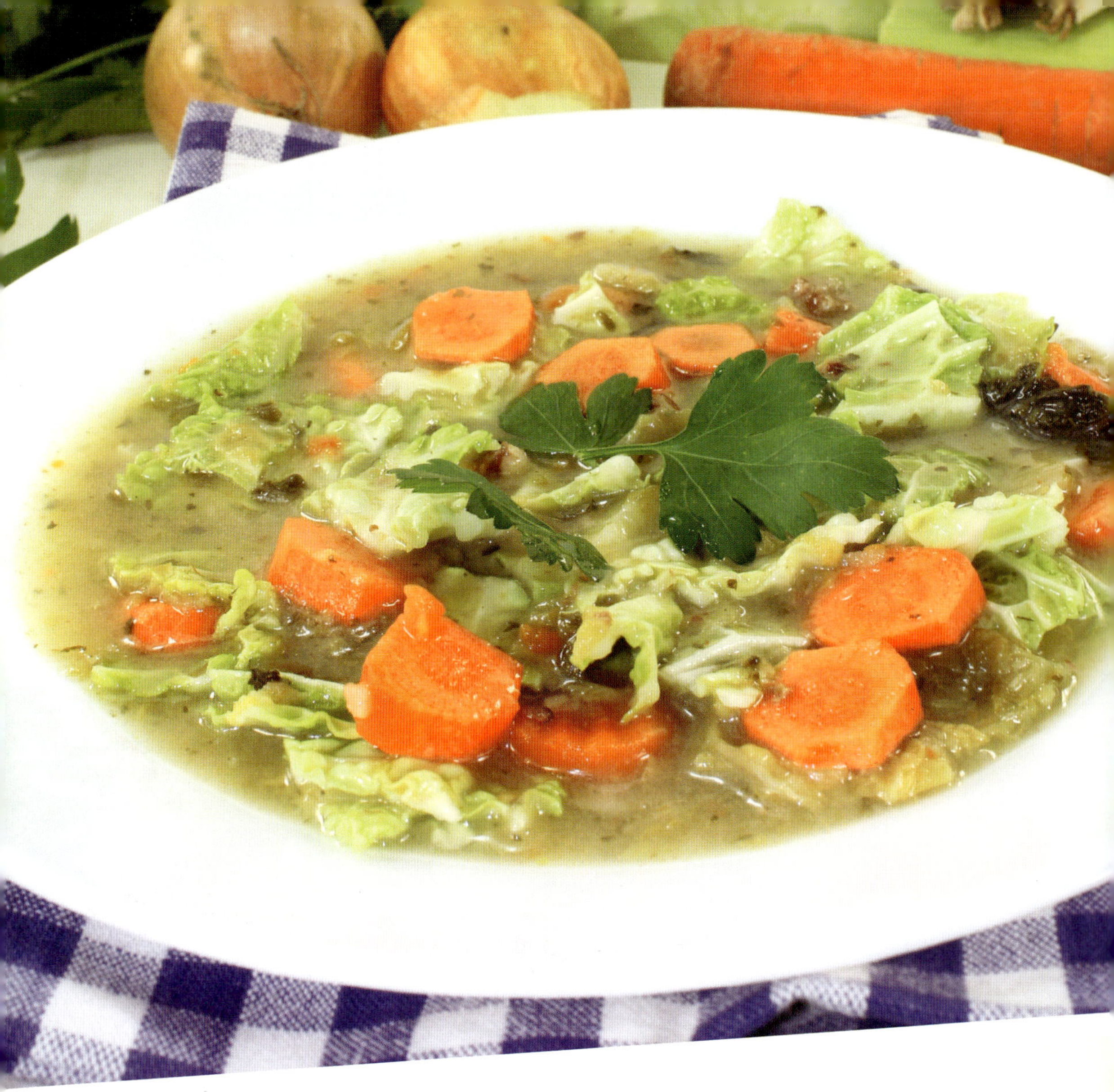

Gemüsesuppen

Suppen sind einfach und schnell zubereitet, können auf Vorrat eingefroren oder 2–3 Tage im Kühlschrank aufbewahrt werden. Wer am Arbeitsplatz die Möglichkeit hat, etwas aufzuwärmen, kann eine Suppe auch zu Mittag genießen.
Bei der Auswahl der Gemüsesorten haben wir meistens voll auf »grün« gesetzt. Die Roten Beten und die roten Paprikaschoten bringen nicht nur ein wenig Farbe in Ihren Suppenalltag – sie tragen mit ihren Farbstoffen Capsanthin und Betanin auch zur Entgiftung bei.

Wirsing-Consommé

Vegan / Zum Einfrieren · Für 4 Portionen · Pro Portion: 111 kcal, 11 g KH (3 g davon Zucker), 5 g F, 6 g E

1 rote Zwiebel
1 Knoblauchzehe
1 Bund Suppengrün
500 g Wirsing (ca. ¼ Kopf)
1 Sträußchen frische Kräuter (z. B. Petersilie, Majoran und Salbei)
je 1 TL schwarzer Pfeffer, Senfkörner, Koriander und Wacholderbeeren
2 Lorbeerblätter
1 EL Rapsöl
1,5 l Wasser
Salz, Pfeffer

Die Zwiebel und die Knoblauchzehe schälen und fein würfeln. Das Stück Sellerie putzen, schälen und in Würfel schneiden. Den Lauch längs aufschlitzen, gründlich waschen und mit möglichst viel Grün in Streifen schneiden. Die Möhren schälen, putzen, waschen und in Scheiben schneiden. Vom Wirsing den harten Strunk entfernen und die Blätter grob hacken.
Die frischen Kräuter mit Küchengarn zu einem Sträußchen binden. Die Gewürze in eine Gewürzkugel geben. Ersatzweise können Sie auch einen Teefilter aus Papier verwenden, der mit Küchengarn zusammengebunden wird.
Das Öl in einem großen Topf erhitzen und die Zwiebel- und Knoblauchwürfel unter Rühren andünsten. Die Selleriewürfel dazugeben und goldgelb anbraten. Mit 1,5 l Wasser aufgießen und die übrigen Zutaten (bis auf Salz und Pfeffer) in den Topf geben. Aufkochen lassen und dann bei milder Hitze zugedeckt 45 Minuten köcheln lassen. Mit Salz und Pfeffer abschmecken.

TIPP **Diese Suppe hält sich bis zu 2 Tage im Kühlschrank und kann sehr gut eingefroren werden. Sie eignet sich auch gut dazu, übriggebliebenes Gemüse zu verkochen, und kann je nach Saison und Belieben variiert werden. Achten Sie darauf, auf jeden Fall etwa 1 kg frisches (möglichst grünes) Gemüse für die 4 Portionen zu verwenden.**

Grünkohlsuppe mit Mandelblättchen und Minze

Vegan / Auf Vorrat · Für 2 Portionen
Pro Portion: 194 kcal, 9 g KH (83 g davon Zucker), 15 g F, 6 g E

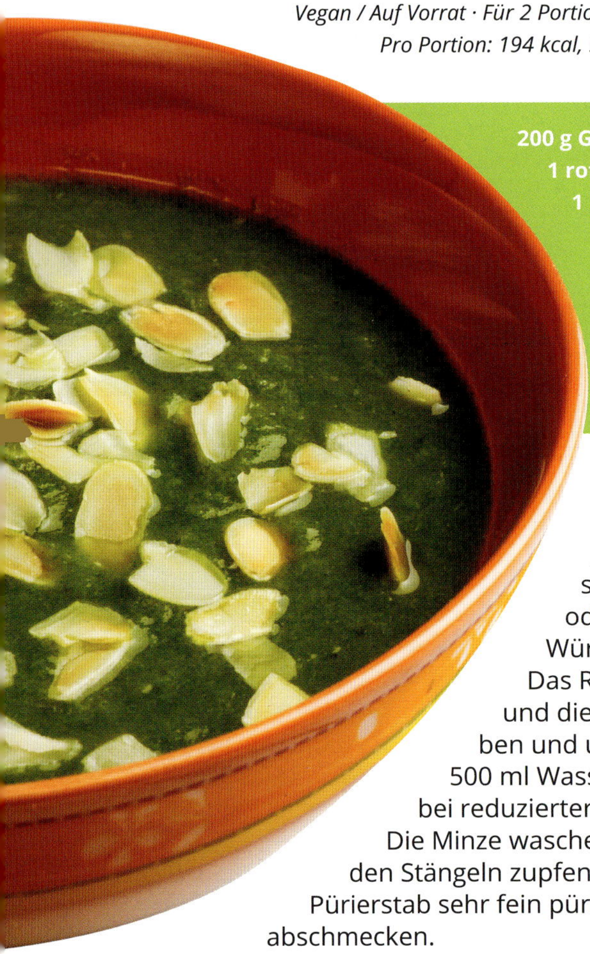

200 g Grünkohl (frisch oder tiefgekühlt)
1 rote Zwiebel
1 EL Rapsöl
500 ml Wasser
2 Zweige frische Minze
1 EL scharfer Senf
Salz, Pfeffer
Saft ½ Orange
3 EL Mandelblättchen

Tiefgekühlten Grünkohl auftauen lassen. Vom frischen Grünkohl 4–5 Blätter abtrennen und die harten Mittelachsen herausschneiden. Die Blätter in Streifen schneiden oder zupfen. Die Zwiebel schälen und in kleine Würfel schneiden.

Das Rapsöl in einem beschichteten Topf erhitzen und die Zwiebelwürfel andünsten. Den Kohl dazugeben und unter Rühren ebenfalls etwas andünsten. Mit 500 ml Wasser aufgießen und zugedeckt 15–20 Minuten bei reduzierter Hitze köcheln lassen, bis der Kohl weich ist.

Die Minze waschen, trocken schütteln und die Blätter von den Stängeln zupfen. In die Suppe geben und alles mit dem Pürierstab sehr fein pürieren. Mit Senf, Salz, Pfeffer und Orangensaft abschmecken.

Die Mandelblättchen in einer beschichteten Pfanne ohne Fett goldgelb rösten und die Suppe damit bestreut servieren.

TIPP **Grünkohl schmeckt sehr herb, was nicht jedermanns Sache ist. Der Orangensaft in unserem Rezept wirkt da schon etwas besänftigend. Wenn Sie den Geschmack noch weiter abrunden wollen, rühren Sie 50 ml Cremefine oder Soja Cuisine ein.**

Brokkoli-Cremesuppe mit Pinienkernen

Vegan / Auf Vorrat · Für 1 Portion · 282 kcal, 10 g KH (6 g davon Zucker), 10 g F, 22 g E

200 g Brokkoli
1 Schalotte
1 EL Rapsöl
300 ml Wasser
1 Handvoll Zitronenmelisse
Salz, Pfeffer
frisch geriebene Muskatnuss
1–2 EL Cremefine oder Soja Cuisine
etwas Zitronensaft
1 EL Pinienkerne

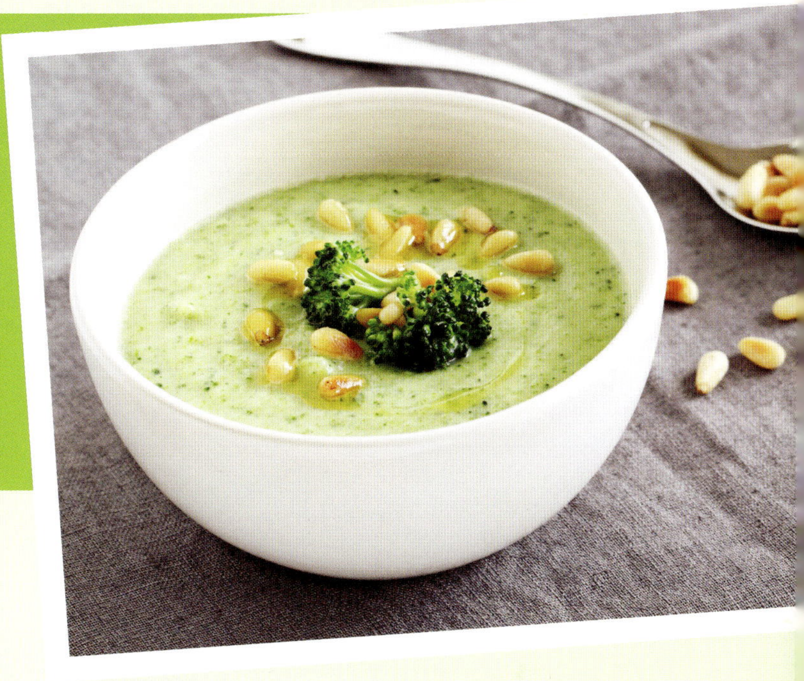

Vom Brokkoli die Röschen abschneiden, den Stängel putzen, schälen und in Würfel schneiden. Die Schalotte schälen und fein würfeln.
Das Öl in einem beschichteten Topf erhitzen und die Schalottenwürfel glasig dünsten. Den Brokkoli dazugeben, kurz anschmoren und mit 300 ml Wasser aufgießen. Zugedeckt bei mittlerer Hitze 20 Minuten köcheln lassen, bis das Gemüse weich ist.
Die Zitronenmelisse waschen, trocken schütteln, die Blätter von den Stängeln zupfen und in den Topf geben. Eventuell ein paar Brokkoliröschen zur Dekoration aus dem Topf nehmen und den Rest fein pürieren. Mit Salz, Pfeffer und Muskatnuss würzen und mit Cremefine (oder Soja Cuisine) und Zitronensaft abschmecken.
Die Pinienkerne in einer beschichteten Pfanne ohne Fett goldgelb rösten und über die Suppe streuen.

TIPP **Statt mit Brokkoli können Sie zur Abwechslung diese Suppe mal mit Blumenkohl zubereiten. Auch Rosenkohl lässt sich gut zu Suppe verarbeiten. Deren Aroma kann man mit 1 TL abgeriebener Schale einer Bio-Orange und etwas frisch gepresstem Orangensaft noch heben.**

Paprika-Suppendrink mit Papaya

Vegan / Zum Mitnehmen · 2 Portionen · Pro Portion: 70 kcal, 17 g KH (15 g davon Zucker), 10 g F, 2 g E

1 rote Zwiebel
2 rote Paprikaschoten
1 EL Rapsöl
½ TL getrockneter Peperoncino (wenn Sie es gerne scharf mögen)
1 TL getrockneter Thymian
750 ml Wasser
100 g Papaya
1 TL Lein- oder Walnussöl
Salz, Pfeffer

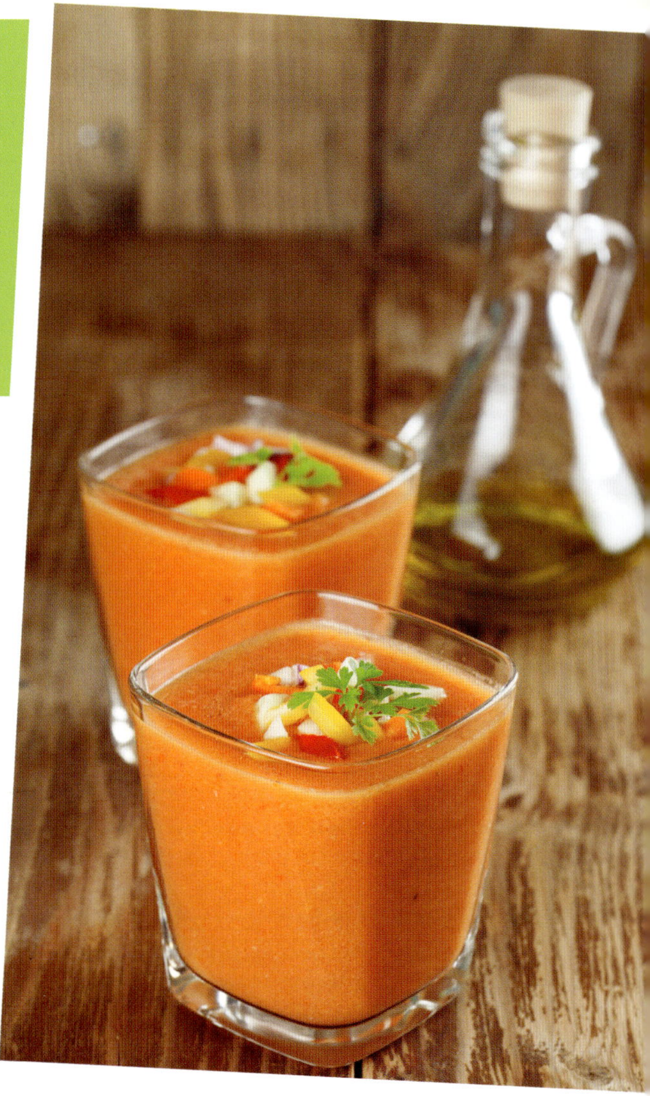

Die Zwiebel schälen und würfeln. Die Paprikaschoten waschen, putzen und in Würfel schneiden.
Das Öl in einem beschichteten Topf erhitzen und die Zwiebel unter Rühren 2–3 Minuten andünsten. Die Paprikawürfel und die Gewürze dazugeben und mit 750 ml Wasser aufgießen. 15 Minuten auf kleiner Flamme zugedeckt köcheln lassen.
Das Papayastück entkernen, die Schale entfernen und das Fruchtfleisch klein schneiden. In die Suppe geben und alles zusammen mit dem Pürierstab sehr fein pürieren.
Das Lein- oder Walnussöl einrühren und mit Salz und Pfeffer pikant abschmecken. Nach Belieben im tiefen Teller oder im Glas servieren.

INFO **Leinöl schmeckt intensiv nussig und wird gerne auch als »flüssiges Gold« bezeichnet. Es enthält besonders viel Omega-3-Fettsäuren und kann vielfältig in Suppen und Salaten verwendet werden. Erhitzen sollten Sie es allerdings nicht.**

TIPP **Nicht nur zum Mitnehmen ist die Paprikasuppe gut – Sie können sie auch gut gekühlt genießen und auf Vorrat zubereiten.**

Kalte Artischockensuppe

Mit Sojajoghurt vegan / Zum Mitnehmen · Für 1 Portion · 151 kcal, 17 g KH (0 g davon Zucker), 3 g F, 10 g E

4 Artischockenherzen aus dem Glas
1 Stück Salatgurke (ca. 10 cm)
2 Frühlingszwiebeln
150 ml fettarmer Joghurt oder Sojajoghurt
Salz, Pfeffer
1 EL Zitronensaft
1 EL fein gehackter Dill

Die Artischockenherzen abtropfen lassen und vierteln. Das Stück Salatgurke schälen, längs halbieren und die Kerne herauskratzen. Das Fruchtfleisch würfeln. Die Frühlingszwiebeln samt grünen Stängeln putzen und grob hacken. Diese Zutaten zusammen mit dem Joghurt im Mixer fein pürieren.
Mit Salz, Pfeffer und Zitronensaft abschmecken und mit dem Dill bestreut servieren.

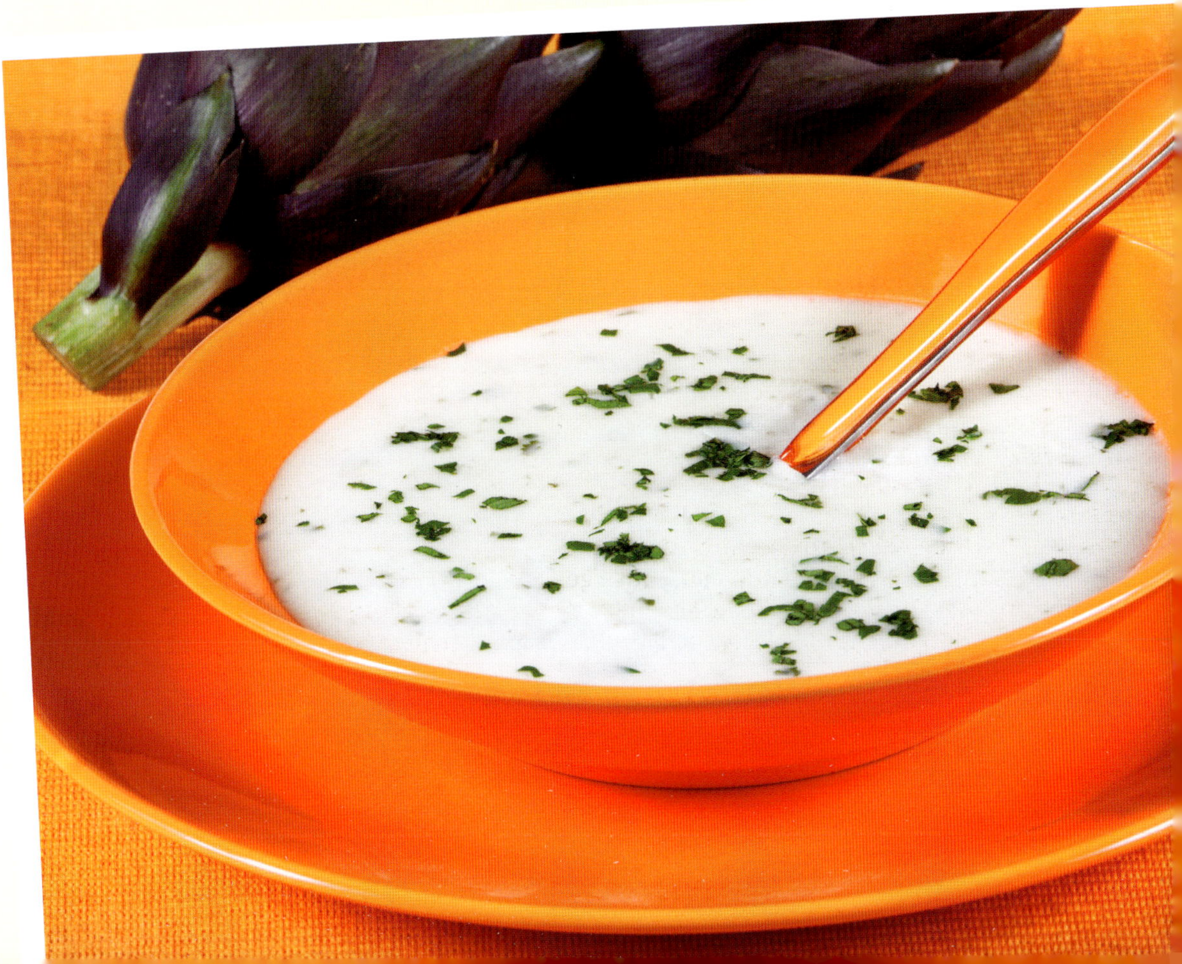

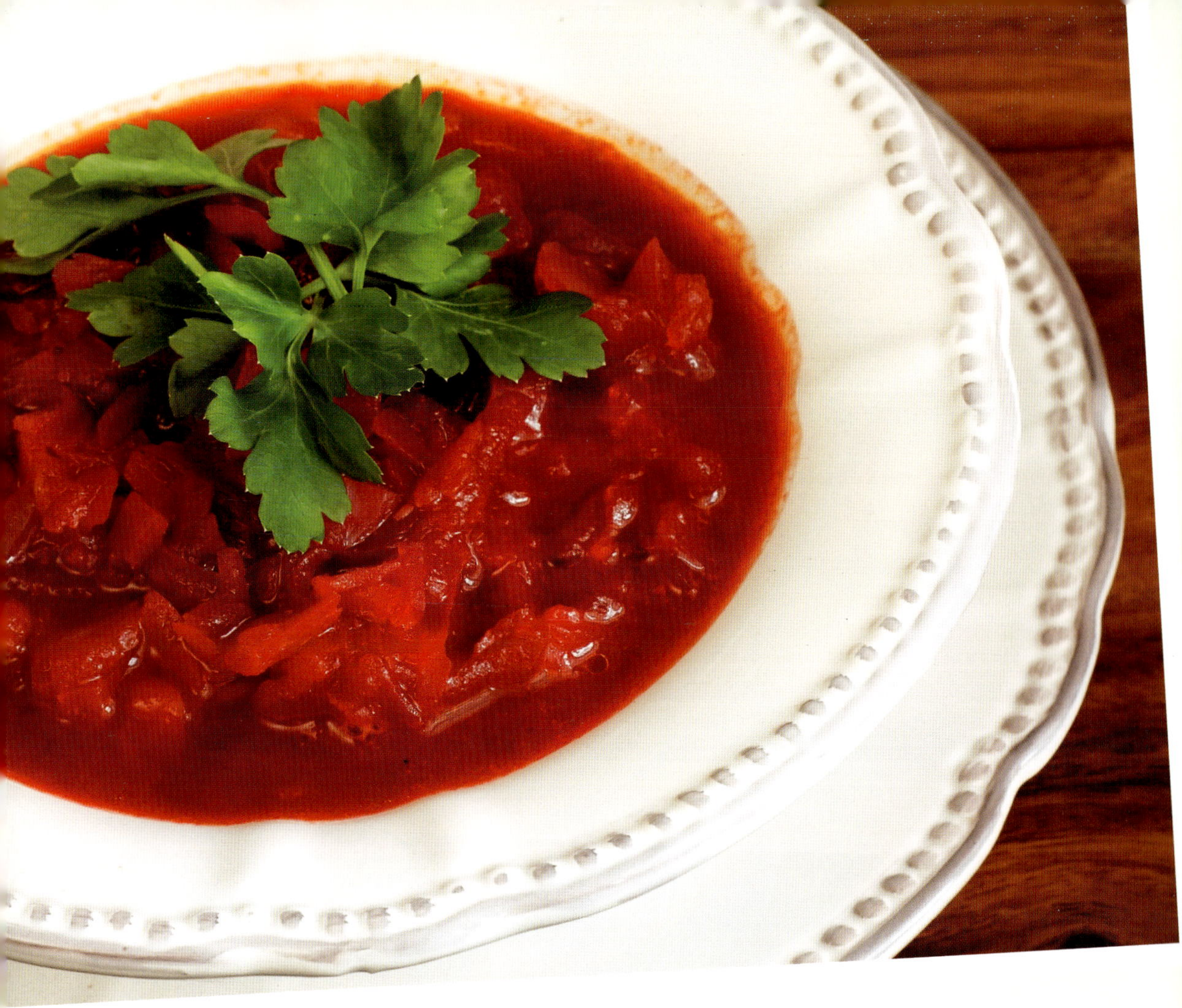

Rote-Bete-Suppe mit Petersilie

Vegan / Auf Vorrat · Für 1 Portion · 261 kcal, 27 g KH (8 g davon Zucker), 15 g F, 2 g E

1 rote Zwiebel
1 kleine Möhre
100 g Rote Bete (vorgekocht und eingeschweißt)
1 EL Rapsöl
300 ml Gemüsebrühe (Instant)
3 Wacholderbeeren
1 Lorbeerblatt
Salz, Pfeffer
1 EL Zitronensaft
5 Stängel Petersilie

Die Zwiebel schälen und in feine Scheiben schneiden. Die Möhre schälen, putzen, waschen und würfeln. Die Rote Bete ebenfalls würfeln. (Am besten auf einem Porzellanteller und mit Einmalhandschuhen, denn der rote Saft haftet hartnäckig.)
Das Öl in einem kleinen beschichteten Topf erhitzen und die Zwiebelringe leicht anbraten. Die Möhrenwürfel dazugeben und kurz mitbraten. Mit der Gemüsebrühe ablöschen. Die Wacholderbeeren und das Lorbeerblatt in die Suppe geben und alles auf kleiner Flamme köcheln lassen, bis die Möhren weich sind. Die Rote Bete dazugeben und in der Suppe erhitzen. Wacholderbeeren und Lorbeerblatt herausfischen. Mit Salz und Pfeffer und nach Belieben mit etwas Zitronensaft abschmecken. Petersilie waschen, trocken schütteln, Blätter abzupfen und die Suppe damit bestreuen.

Rosenkohl-Cremesuppe mit Mandelblättchen

Vegetarisch / Auf Vorrat · Für 1 Portion · 330 kcal, 11 g KH (2 g davon Zucker), 29 g F, 6 g E

100 g Rosenkohl
1 rote Schalotte oder kleine rote Zwiebel
1 EL Rapsöl
250 ml Bio-Gemüsebrühe (Instant)
10 g Mandelblättchen
1 EL Ziegenfrischkäse
Salz, Pfeffer
1 TL Chiasamen

Den Rosenkohl waschen, putzen und halbieren oder vierteln. Die Schalotte oder Zwiebel schälen und in Ringe schneiden. Das Öl in einem kleinen beschichteten Topf erhitzen und die Schalotten- oder Zwiebelringe goldgelb anbraten. Den Rosenkohl dazugeben und kurz anschwitzen. Mit der Brühe aufgießen und zugedeckt bei milder Hitze etwa 10–12 Minuten köcheln lassen, bis der Rosenkohl weich ist.
In der Zwischenzeit die Mandelblättchen in einer beschichteten Pfanne ohne zusätzliches Fett rösten. Einige Rosenkohlhälften zur Dekoration aus der Suppe nehmen und beiseitestellen. Den Topf vom Herd nehmen und die Suppe mit dem Pürierstab fein pürieren. Den Frischkäse einrühren, mit Salz und Pfeffer abschmecken und mit den Chiasamen und Mandelblättchen bestreut servieren.

TIPP **Die Rosenkohlsuppe lässt sich gut einfrieren. Zur Abwechslung können Sie die Suppe zusätzlich mit etwas Zimt bestreuen. Das gibt ein tolles Aroma!**

Babygreens mit Möhren

Vegan · Für 2 Portionen · Pro Portion: 151 kcal, 16 g KH (9 g davon Zucker), 8 g F, 4 g E

2 mittelgroße Möhren
1 Fleischtomate
1 kleine rote Zwiebel
1 EL Rapsöl
500 ml Bio-Gemüsebrühe (Instant)
60 g Babysalat-Mischung (z. B. Babyspinat, Rote Bete und Feldsalat)
Salz, Pfeffer
2 EL grob gehackte Kräuter nach Belieben

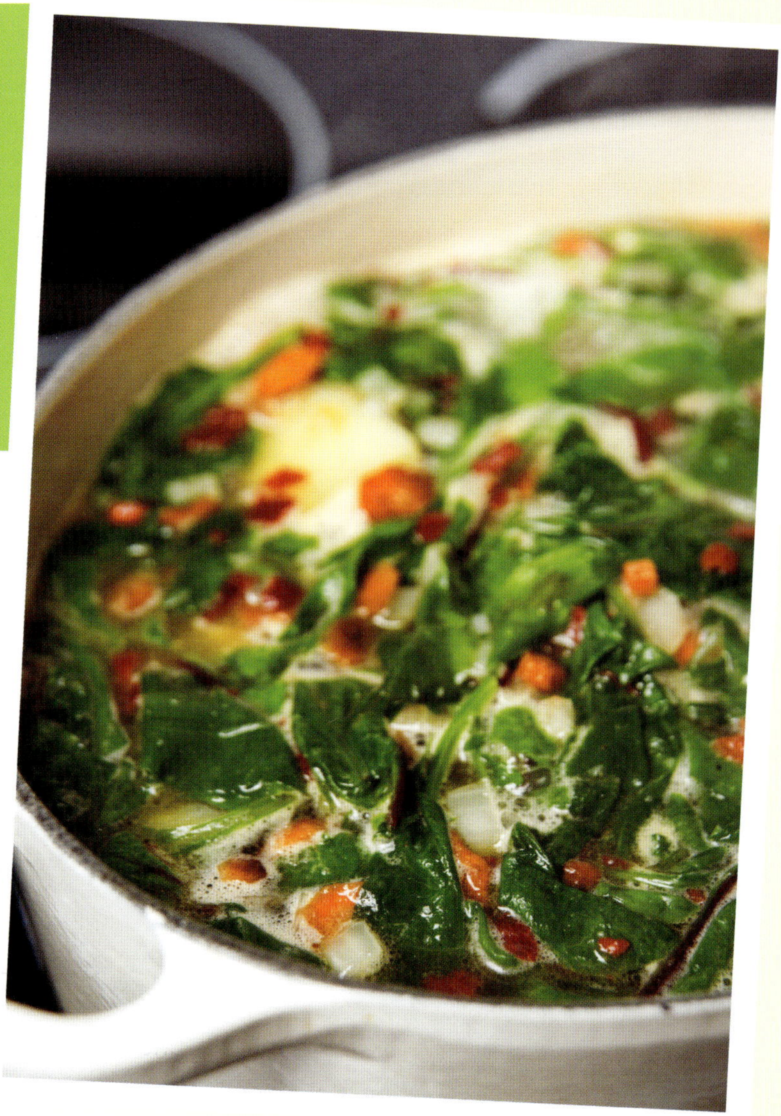

Die Möhren schälen, putzen, waschen und in kleine Würfel schneiden. Die Fleischtomate heiß überbrühen und die Haut abziehen. Halbieren, den Stielansatz entfernen und das Fruchtfleisch in Würfel schneiden. Die Zwiebel schälen und klein würfeln.
Das Rapsöl in einem beschichteten Topf erhitzen und die Zwiebelwürfel unter Rühren andünsten. Die Möhrenwürfel dazugeben und kurz mitrösten.
Mit der Brühe ablöschen und die Tomatenstücke dazugeben. Zugedeckt 8–10 Minuten auf kleiner Flamme köcheln lassen, bis die Möhren weich sind.
Den Babysalat in ein Sieb geben und unter fließendem Wasser abspülen, gut abtropfen lassen und zur Suppe geben. Mit Salz und Pfeffer abschmecken und nach Belieben mit Kräutern bestreut servieren.

Salate

Salat muss nicht nur aus dekorativen grünen Blättern bestehen. Wir fügen ihm noch weiteres Grün in Form von Rosenkohl und grünen Bohnen bei und schmücken das Ganze mit gesundem Rot von Radieschen und Roter Bete.

Rosenkohlsalat mit Rucola und Tomaten

Vegan / Zum Mitnehmen · Für 1 Portion · 280 kcal, 11 g KH (5 g davon Zucker), 19 g F, 9 g E

200 g Rosenkohl
Salz
75 g Salatmix, z. B. aus Rucola und Roter Bete (je nach Saison)
5 Cherry-Rispentomaten
2 EL Apfelessig
Pfeffer
1 EL Walnussöl
1 EL Kürbis- oder Sonnenblumenkerne nach Belieben

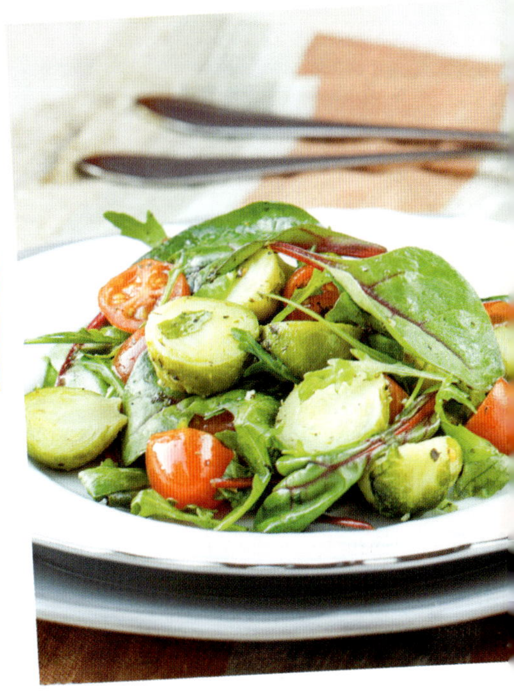

Den Rosenkohl putzen, waschen und größere Röschen halbieren. In reichlich Salzwasser oder auf einem Dampfeinsatz in ca. 15 Minuten bissfest garen. Den Salat waschen und gut trocken schleudern. Die Tomaten waschen und halbieren.
Aus Essig, Salz, Pfeffer und Walnussöl mit dem Schneebesen eine cremige Marinade rühren. Den noch warmen Rosenkohl mit der Marinade begießen und etwas abkühlen lassen. Den Salat und die Tomaten unterheben und nach Belieben mit den Kürbis- oder Sonnenblumenkernen bestreut servieren.

TIPP 1 **Zu allen grünen Mischsalaten können Sie nach Belieben auch ein paar Blätter Grün- oder anderen Kohl zupfen.**

TIPP 2 **Wenn Sie Salate mitnehmen: Die Blattsalate und die Marinade getrennt transportieren und erst kurz vor dem Essen untermischen.**

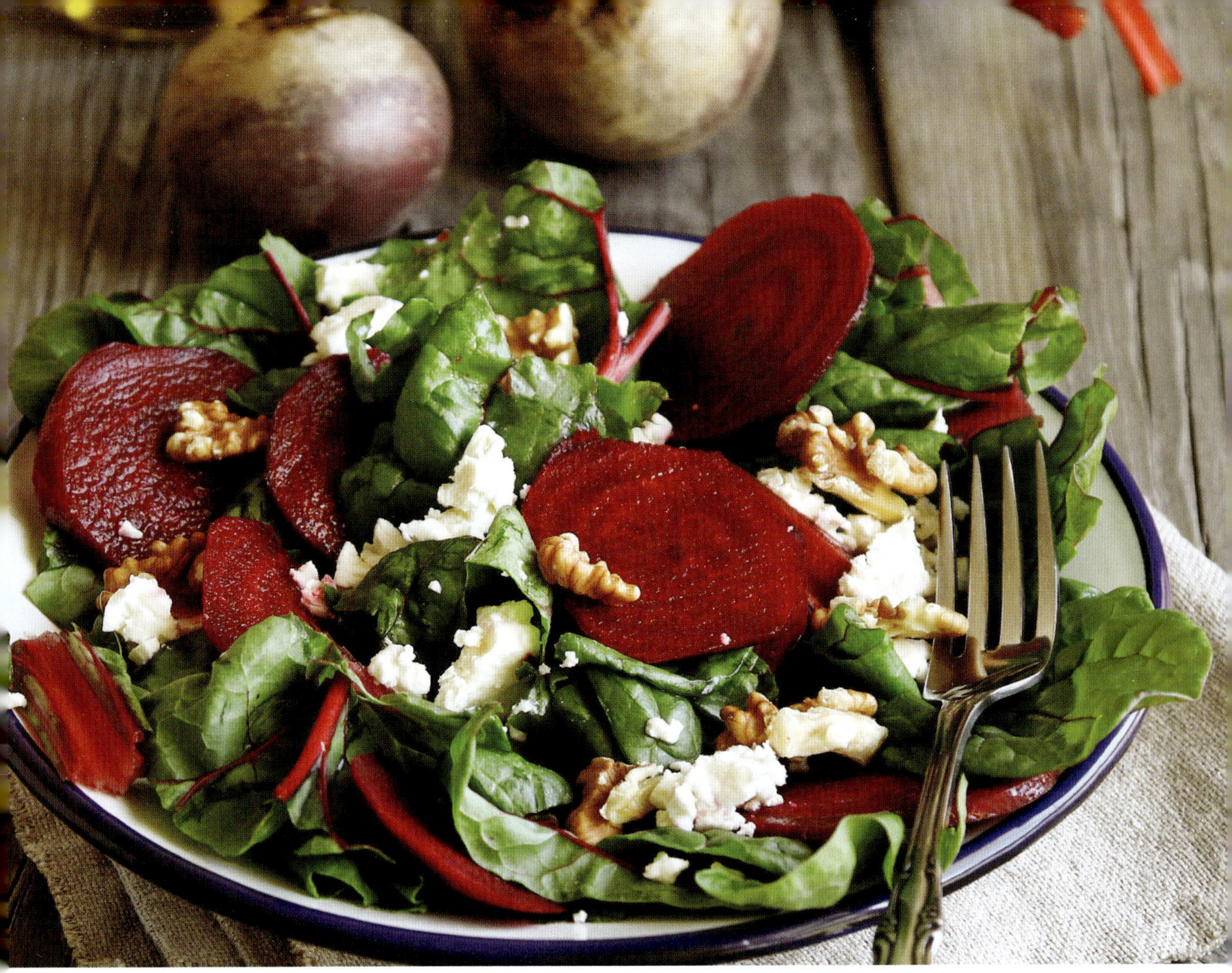

Rote Bete mit Blattsalaten und Feta

Vegetarisch / Zum Mitnehmen · Für 2 Portionen
Pro Portion: 469 kcal, 23 g KH (4 g davon Zucker), 36 g F, 12 g E

400 g Rote Bete (vorgekocht und eingeschweißt)
40 ml weißer Essig
Salz, Pfeffer
1 TL gemahlener Koriander oder Kümmel nach Belieben
2 EL Walnussöl
75 g Mischsalat mit Rote-Bete-Blättern
150 g Feta aus Ziegen- oder Schafsmilch
40 g Walnusskerne

Die Rote Bete in einem Sieb abtropfen lassen. Auf einem Gemüsehobel in dünne Scheiben schneiden. Dabei die Hand, die das Gemüse hält, mit einem Gummihandschuh oder einer kleinen Plastiktüte schützen, denn die rote Farbe hält hartnäckig.

Aus Essig, den Gewürzen und dem Walnussöl mit dem Schneebesen eine cremige Marinade rühren und die Rote Bete damit vermischen. Etwas durchziehen lassen.
In der Zwischenzeit die Salatblätter waschen und gut trocken schleudern. Den Feta in Würfel schneiden. Die Walnusskerne grob hacken und in einer beschichteten Pfanne ohne zusätzliches Fett rösten, bis sie ihr Aroma entfalten.
Den Salat unter die Rote Bete heben und mit Fetawürfel und Walnusskernen bestreut servieren.

TIPP **Wer Ingwer gerne mag, kann dieses Entgiftungswunder auch hier zum Einsatz bringen. Schälen, in kleine Würfel schneiden und mit den Roten Beten ziehen lassen. Ingwer passt gut zum gemahlenen Koriander.**

Grüne Bohnen mit Radieschen und Mischsalat

Vegetarisch / Zum Mitnehmen · Für 2 Portionen
Pro Portion: 301 kcal, 9 g KH (2 g davon Zucker), 25 g F, 10 g E

200 g grüne Bohnen
Salz
200 g Radieschen
75 g Mischsalat nach Saison
3 EL Apfelessig
Pfeffer
2 EL Sesam- oder Leinöl
100 g Feta aus Ziegen- oder Schafsmilch
2 EL Sonnenblumenkerne

Die Bohnen putzen, waschen und in Salzwasser oder auf einem Dampfeinsatz in 12–15 Minuten bissfest garen. Eiskalt abschrecken, damit sie ihre grüne Farbe behalten, und abkühlen lassen. Die Radieschen waschen, putzen und vierteln. Den Salat waschen und gut trocken schleudern.
Aus Essig, Salz, Pfeffer und Öl mit dem Schneebesen in einer geräumigen Schüssel eine cremige Marinade rühren. Bohnen, Radieschen und Salat dazugeben und gut vermischen. Den Feta in Würfel schneiden und unterheben. Mit den Sonnenblumenkernen bestreut servieren.

TIPP **Als besonders wirksam gegen Entzündungen gelten alle bitteren Salatsorten. Wenn nicht ohnehin im Mischsalat vorhanden, ergänzen Sie Ihren Salat doch einmal mit Chicorée oder 1 Köpfchen Radicchio.**

Pfannengemüse

Die schnellste Art, Gemüse zuzubereiten, ist es, es in der Pfanne zu rühren. Dabei bleibt es auch noch knackig, behält weitgehend seine Vitamine und entwickelt appetitanregende Röstaromen. Manche Pfannengerichte schmecken aufgewärmt noch besser oder können – mit ein paar Spritzern Essig verfeinert – auch als Salat mitgenommen werden.

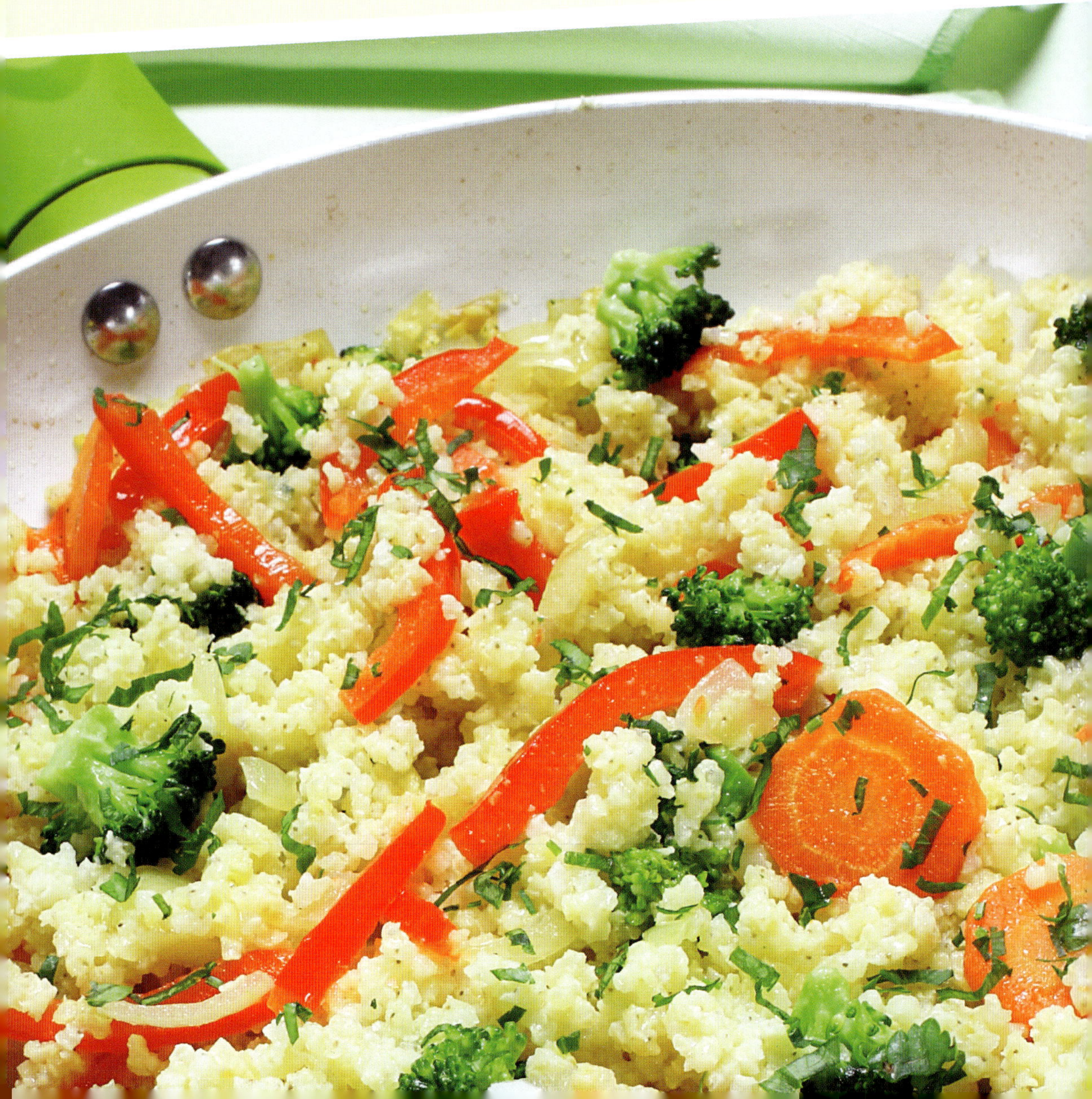

Hirsepfanne mit Brokkoli und Möhren

Vegan / Zum Mitnehmen · Für 2 Portionen · Pro Portion: 544 kcal, 66 g KH (9 g davon Zucker), 24 g F, 15 g E

150 g Hirse
100 g Brokkoli
1 mittelgroße Möhre
1 kleine rote Paprikaschote
2 Strauchtomaten
2 EL Sonnenblumenkerne
2 EL Rapsöl
1 TL Chiasamen
Salz, Pfeffer
1–2 EL Weißweinessig nach Belieben

Die Hirse in einem Topf in der 2- bis 3-fachen Menge Wasser zum Kochen bringen und anschließend 10 Minuten quellen lassen, bis alle Flüssigkeit aufgesogen ist. (Bei der 2-fachen Wassermenge bleibt die Hirse bissfest. Je mehr Wasser Sie nehmen, desto breiiger werden die Körnchen.) Mit einer Gabel auflockern und offen ausdampfen lassen.
Vom Brokkoli die Röschen abschneiden und in mundgerechte Stücke teilen. Den Stängel schälen und klein würfeln. Die Möhre schälen, putzen, waschen und in Scheiben schneiden. Die Paprikaschote waschen, putzen und in Streifen schneiden. Die Tomaten heiß überbrühen, häuten, halbieren und die Stielansätze und Kerne entfernen. Das Fruchtfleisch in Streifen schneiden.
Wasser in einem Topf mit Dampfeinsatz zum Kochen bringen und die Möhrenscheiben und Brokkoliwürfel zugedeckt ca. 5 Minuten dämpfen, bis sie bissfest sind. Die Sonnenblumenkerne in einer geräumigen Pfanne ohne zusätzliches Fett rösten und beiseitestellen.
Das Öl in der Pfanne erhitzen und die Paprikastreifen kräftig anbraten. Brokkoli und Möhren dazugeben und unter Rühren etwas anbraten. Die Tomatenstreifen, Chiasamen und Hirse einrühren und etwa 1 Minute durchziehen lassen. Mit Salz, Pfeffer und eventuell Essig abschmecken. Auf 2 Tellern anrichten und mit den Sonnenblumenkernen bestreut servieren.

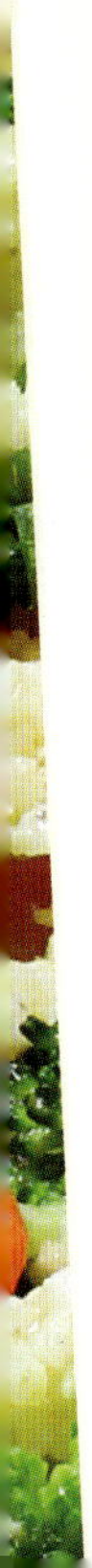

Fenchel mit gelben Linsen

Vegetarisch / Gekühlt auch zum Mitnehmen · Für 1 Portion
377 kcal, 58 g KH (9 g davon Zucker), 7 g F, 27 g E

1 Fenchelknolle (ca. 250 g)
75 g gelbe Linsen
200 ml Wasser
1 Stück Ingwer (ca. haselnussgroß)
½ TL Kurkuma
Salz, Pfeffer
2 EL Ziegenfrischkäse oder Soja Cuisine
1 Kästchen Kresse
1–2 EL Apfelessig nach Belieben

Die äußeren Blätter der Fenchelknolle – wenn nötig – dünn abschälen. Das Fenchelgrün abschneiden und beiseitelegen. Die harten Stängel wegschneiden und die Knolle längs vierteln.
Die Linsen mit dem Wasser in einen Topf geben und die Fenchelviertel mit den Schnittstellen nach oben darauflegen. Aufkochen lassen und dann bei sehr kleiner Hitze 15 Minuten quellen lassen, bis alle Flüssigkeit aufgesogen ist und die Linsen und der Fenchel gar sind. (Wenn nötig, etwas Wasser nachgießen.)
In der Zwischenzeit den Ingwer schälen und sehr fein würfeln. Aus Ingwer, Kurkuma, Salz, Pfeffer und Ziegenfrischkäse eine Creme rühren. Die Kresse unter kaltem Wasser abspülen und gut trocken schütteln. Die Blättchen abschneiden.
Den Fenchel auf einem vorgewärmten Teller anrichten, die Linsen mit Salz und Pfeffer und – nach Belieben – mit Apfelessig pikant abschmecken und danebengeben. Die Creme auf den Fenchelvierteln verteilen und das Gericht mit Kresse bestreut servieren.

TIPP **Dazu passt in Streifen geschnittener geräucherter Lachs sehr gut (ca. 100 g). Wenn Sie es mal edel haben wollen: Setzen Sie 1 TL Keta- oder Forellenkaviar auf die Creme!**

Lauch-Wirsing-Pfanne mit Linsen und Feta

Vegetarisch / Auf Vorrat · Für 2 Portionen · Pro Portion: 406 kcal, 47 g KH (11 g davon Zucker), 19 g F, 14 g E

2 mittelgroße Stangen Lauch
200 g Wirsing
2 EL Rapsöl
1 EL Madras-Curry
50 g rote oder gelbe Linsen
1 rote Spitzpaprika
25 g Feta aus Ziegen- oder Schafsmilch
Salz, Pfeffer
2 EL frisch gehackte Koriander- oder Petersilienblätter

Den Lauch putzen, längs aufschlitzen und gründlich waschen. Mit viel dunklem Grün in feine Ringe schneiden. Vom Wirsing eventuell den harten Strunk entfernen und die Blätter in feine Streifen schneiden.
Das Öl in einer geräumigen Pfanne oder in einem Wok erhitzen und zuerst die Wirsingstreifen unter Rühren goldgelb anbraten. Dann den Lauch etwa 1 Minute mitbraten. Mit dem Currypulver bestäuben und mit 250 ml Wasser aufgießen. Die Linsen einrühren und zugedeckt auf kleiner Flamme 15 Minuten schmoren lassen. Öfter umrühren und eventuell etwas Wasser nachgießen.
In der Zwischenzeit die Paprika waschen, putzen und in kleine Würfel schneiden. Den Feta ebenfalls würfeln. Die Paprikawürfel zum Gemüse geben und weitere 5 Minuten garen lassen. Mit Salz und Pfeffer abschmecken und auf 2 Tellern anrichten. Mit den Fetawürfeln und den Koriander- oder Petersilienblättern bestreut servieren.

TIPP **Sie können die 2 Portionen der Gemüsepfanne auch auf Vorrat kochen. Sie schmeckt auch aufgewärmt. Gekühlt mit 2–3 EL Apfelessig und einer Handvoll Salatblättern oder ein paar halbierten Cocktailtomaten haben Sie einen wunderbaren Salat, den Sie auch gut mitnehmen können.**

Wirsing mit Champignons und Feta

Vegetarisch · Für 1 Portion · Pro Portion: 477 kcal, 11 g KH (3 g davon Zucker), 38 g F, 20 g E

150 g Wirsingblätter
1 kleine rote Zwiebel
1–2 Knoblauchzehen
1,5 EL Rapsöl
1 TL Kümmel
1 TL getrockneter Majoran
100 g Kräuterseitlinge oder braune Champignons
50 g Feta aus Ziegen- oder Schafsmilch
Salz, Pfeffer
1 EL gehackte Walnusskerne

Die Wirsingblätter gründlich unter fließendem Wasser waschen und die harten Mittelachsen herausschneiden. Die Blätter in feine Streifen schneiden. Die Zwiebel und die Knoblauchzehen schälen und in feine Würfel schneiden.
1 EL Rapsöl in einer beschichteten Pfanne (oder einem Wok) erhitzen und Zwiebel und Knoblauch glasig dünsten. Den Wirsing dazugeben und unter Rühren etwa 1 Minute anbraten. Mit 75 ml Wasser ablöschen, die Gewürze dazugeben und zugedeckt bei milder Hitze 10 Minuten schmoren lassen, bis das Gemüse bissfest ist.
In der Zwischenzeit die Pilze mit einer weichen Bürste putzen und in Scheiben schneiden. Den Feta in Würfel schneiden. ½ EL Rapsöl in einer kleinen beschichteten Pfanne stark erhitzen und die Pilzscheiben darin anbraten.
Das Wirsinggemüse mit Salz und Pfeffer abschmecken, die Pilze und den Käse unterheben und das Gemüse mit den Walnüssen bestreut servieren.

Buchweizenpfannkuchen mit Brokkoli und Gouda

Vegetarisch · Für 2 Portionen · Pro Portion: 612 kcal, 45 g KH (10 g davon Zucker), 39 g F, 24 g E

6 Buchweizenpfannkuchen nach Grundrezept Seite 89
2 EL gehackte Petersilie nach Belieben
200 g Brokkoli (frisch oder tiefgekühlt)
1 kleine Möhre
1 EL Rapsöl
50 g fettarmer Frischkäse
½ TL Kurkuma
Salz, Pfeffer
2 Scheiben Ziegen-Gouda

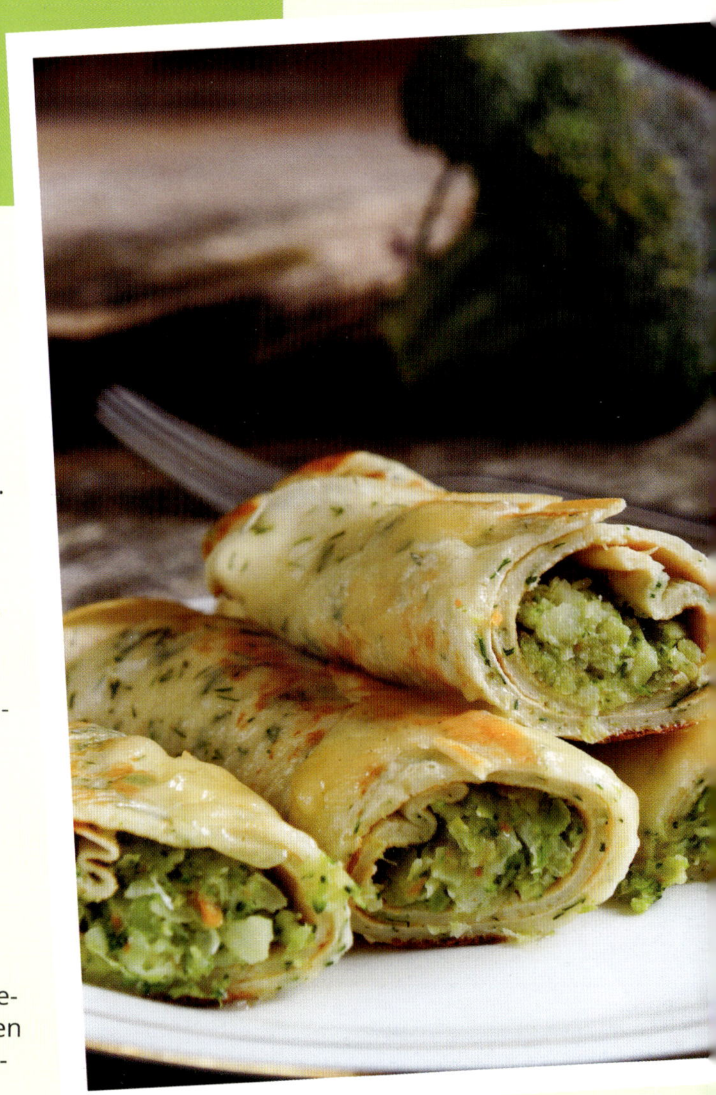

Die Buchweizenpfannkuchen nach dem Rezept auf Seite 89 zubereiten. Nach Belieben 2 EL gehackte Petersilie in den Teig geben. Eingefrorene Pfannkuchen auftauen lassen und kurz in einer beschichteten Pfanne ohne Fett aufbacken.
Den Backofen auf 200 °C vorheizen.
Den Brokkoli waschen, putzen und sehr kleine Röschen abschneiden. Den Stiel eventuell dünn abschälen und in kleine Würfel schneiden. Die Möhre schälen, putzen, waschen und in Juliennes (dünne Stifte) schneiden. Das Öl in einer beschichteten Pfanne erhitzen und das Gemüse unter ständigem Rühren 3 Minuten bissfest garen. Den Frischkäse mit Kurkuma, Salz und Pfeffer vermischen und unter das Gemüse heben.
Die Pfannkuchen mit der Gemüsemasse füllen, aufrollen und in eine feuerfeste Form setzen. Mit dem Ziegen-Gouda belegen und 5–6 Minuten überbacken, bis der Käse geschmolzen ist.

Buchweizenpfannkuchen mit Spinat und Feta

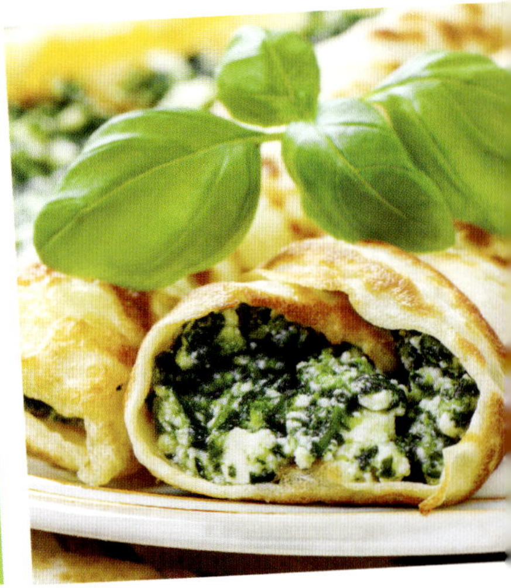

Vegetarisch · Für 2 Portionen ·
Pro Portion: 600 kcal, 42 g KH (8 g davon Zucker), 40 g F, 21 g E

6 Buchweizenpfannkuchen nach Grundrezept Seite 89
300 g frischer Blattspinat oder 200 g tiefgekühlter Spinat
1 rote Zwiebel, 2 Knoblauchzehen
2 EL Pinienkerne
1 EL Rapsöl
75 g Feta aus Ziegen- oder Schafsmilch
Salz, Pfeffer
frisch geriebene Muskatnuss
2 EL gehackte Basilikumblätter

Die Pfannkuchen nach dem Grundrezept auf Seite 89 zubereiten. Wenn sie eingefroren waren: auftauen lassen und in einer kleinen beschichteten Pfanne kurz backen. Den frischen Blattspinat waschen, putzen und gut abtropfen lassen. Tiefgekühlten Spinat auftauen lassen. Die Zwiebel und die Knoblauchzehen schälen und fein hacken. Die Pinienkerne in einer beschichteten Pfanne ohne zusätzliches Fett goldgelb rösten und beiseitestellen.
Das Öl in einem beschichteten Topf erhitzen und die Zwiebel und den Knoblauch goldgelb anbraten. Den Spinat tropfnass dazugeben (tiefgekühlten Spinat mit seiner Flüssigkeit) und zugedeckt dünsten, bis er zusammengefallen ist.
Den Feta mit einer Gabel zerdrücken. Den Spinat mit Salz, Pfeffer und frisch geriebener Muskatnuss würzen und den Käse und das Basilikum unterheben. Die Pfannkuchen auf einem Teller ausbreiten und Spinatmischung zu gleichen Teilen daraufgeben und einrollen.

Maispfannkuchen mit Chinakohl

Vegetarisch · Für 1 Portion · 509 kcal, 48 g KH (8 g davon Zucker), 29 g F, 16 g E

200 g Chinakohl
1 kleine rote Zwiebel
1 EL Pinienkerne
1 EL Öl, 2 EL Soja Cuisine oder Rice Cuisine
3 Maispfannkuchen (Rezept Seite 90)

Chinakohlblätter waschen und gut trocken schütteln. Den harten Strunk keilförmig herausschneiden und in feine Streifen schneiden. Die Blätter in breitere Streifen schneiden. Die Zwiebel schälen und in feine Ringe schneiden. Die Pinienkerne in einer beschichteten Pfanne ohne zusätzliches Fett goldgelb rösten, herausnehmen und beiseitestellen.
Das Öl in die Pfanne geben und die Zwiebelringe und die Streifen vom Strunk des Chinakohls glasig dünsten. Die Blätter dazugeben und unter ständigem Rühren etwa 3 Minuten anbraten. Mit Soja Cuisine oder Rice Cuisine ablöschen und die Pinienkerne unterheben. Die Pfannkuchen in einer beschichteten Pfanne erwärmen und mit der Chinakohlmischung füllen.

Wirsing-Spinat-Omelett

Vegetarisch · Für 1 Portion · 429 kcal, 7 g KH (1 g davon Zucker), 36 g F, 18 g E

50 g Blattspinat (frisch oder tiefgekühlt)
75 g Wirsing
2 Eier
Salz, Pfeffer
2 EL Mineralwasser
1 EL Soja Cuisine
2 EL fettarmer Frischkäse oder Ziegenfrischkäse
1 EL Pinienkerne oder gehackte Walnusskerne
1 EL Rapsöl
2–3 EL frisch gehackte Kräuter (z. B. Majoran und Basilikum)

Den frischen Spinat waschen, putzen und in einem Sieb abtropfen lassen. Tiefgekühlten Spinat auftauen lassen. Den Wirsing in feine Streifen schneiden. Die Eier mit Salz, Pfeffer, Mineralwasser und Soja Cuisine verquirlen. Den Frischkäse mit einer Gabel unterziehen – es sollen noch Stücke erkennbar sein.
Die Pinien- oder Walnusskerne in einer beschichteten Pfanne (ca. 15 cm Bodendurchmesser) ohne Fett goldgelb rösten, herausnehmen und beiseitestellen. Das Öl in die Pfanne geben und die Wirsingstreifen unter Rühren goldbraun anbraten. Den tropfnassen Spinat unterrühren und dünsten, bis er weich ist.
Die Hitze reduzieren und die Eimasse darübergießen. Zugedeckt in etwa 2 Minuten stocken lassen, mit den Kräutern bestreuen und Omelett zusammenklappen. Vor dem Servieren noch kurz in der Pfanne ziehen lassen, damit sich das Aroma der Kräuter entfalten kann. Vor dem Anrichten Pinien- oder Walnusskeren darüberstreuen.

TIPP **Das Omelett können Sie natürlich auch ohne Spinat nur mit Wirsing zubereiten. Oder – wenn Sie noch viel Grünkohl übrig haben – auch mal nur damit.**

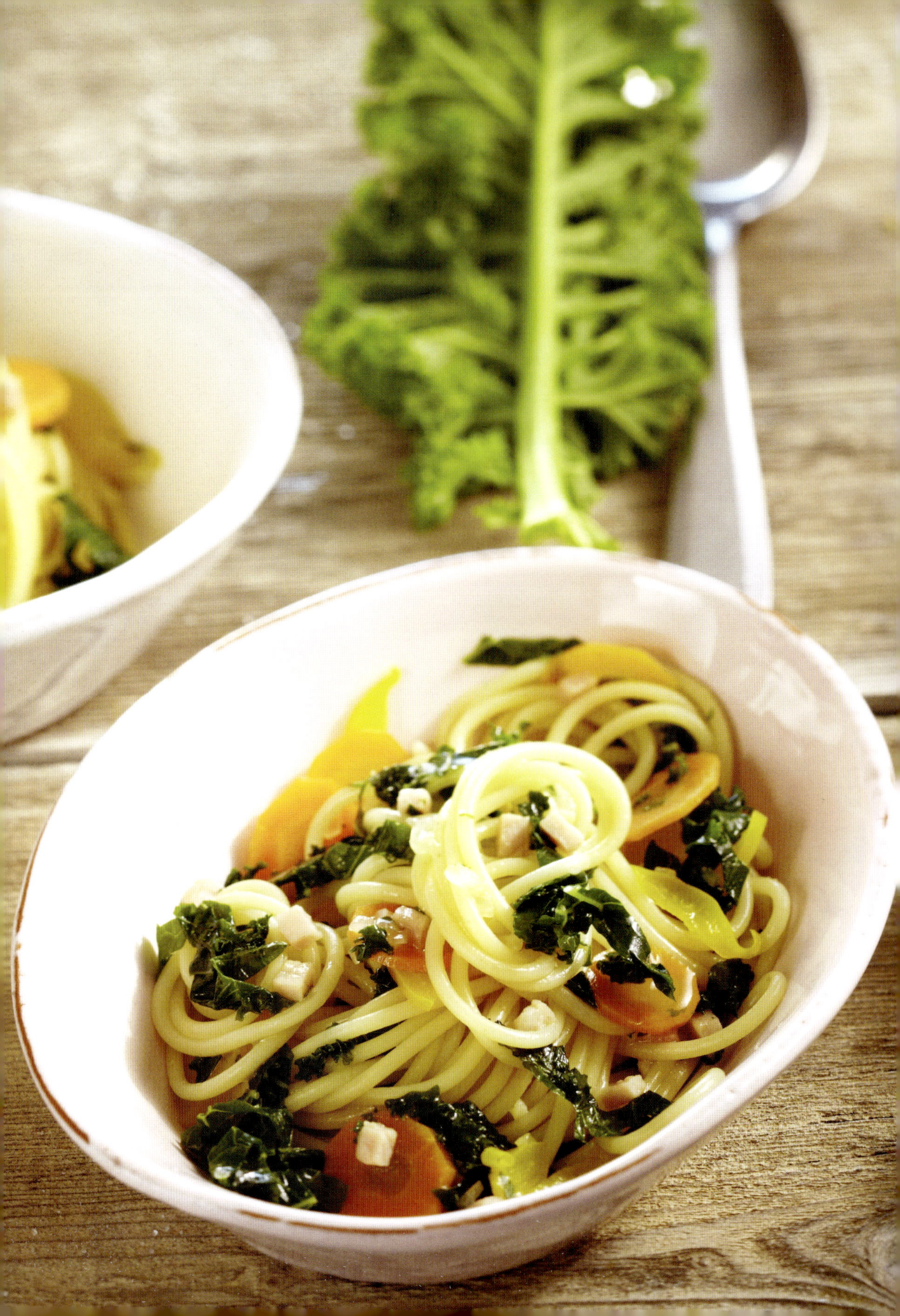

Glutenfreie Pasta

Glutenfreie Pasta bekommen Sie im Reformhaus oder im Bio-Laden. Ein besonders reichhaltiges Angebot finden Sie auch im Internet. Die Teigwaren werden – je nach Hersteller – aus Reismehl, Maismehl, Buchweizenmehl, Linsen- oder Sojamehl gemacht. Da sie eine kleine Menge Rohrzucker enthalten können (ca. 4 g pro 100 g), sollten Sie sie erst ab der zweiten Woche Ihrer Entgiftungskur essen.

Spaghetti mit Grünkohl und Möhren

Vegetarisch / Soße zum Einfrieren · Für 1 Portion · 584 kcal, 76 g KH (7 g davon Zucker), 25 g F, 14 g E

100 g Grünkohlblätter
1 mittelgroße Möhre
1 kleine Stange Lauch
1 EL Olivenöl
50 ml Wasser
Salz, Pfeffer
75 g glutenfreie Spaghetti
25 g Feta aus Ziegen- oder Schafsmilch
1 EL Pinienkerne

Die Grünkohlblätter unter fließendem Wasser waschen, den harten Mittelstrunk entfernen und die Blätter in mundgerechte Stücke zupfen. Die Möhre schälen, putzen und in Scheiben schneiden. Den Lauch putzen, längs aufschlitzen, gründlich waschen und in Ringe schneiden.

Das Olivenöl in einem beschichteten Topf erhitzen und Lauch und Möhren unter Rühren andünsten. Den tropfnassen Grünkohl dazugeben, mit 50 ml Wasser aufgießen und zugedeckt auf kleiner Flamme dünsten lassen, bis das Gemüse weich ist. Mit Salz und Pfeffer abschmecken.

Reichlich Salzwasser zum Kochen bringen und die glutenfreien Spaghetti nach Packungsanleitung al dente kochen. Den Feta würfeln. Die Nudeln durch ein Sieb abgießen und zur Soße in den Topf geben. Gut vermischen und auf einem vorgewärmten Teller anrichten. Mit den Käsewürfeln und den Pinienkernen bestreut servieren.

TIPP **Kochen Sie die glutenfreie Pasta immer erst zum Schluss. Die Getreidenudeln werden schnell matschig, wenn sie zu lange auf die Soße warten müssen.**

Spaghetti mit grünem Gemüse

Vegan / Soße zum Einfrieren · Für 2 Portionen
Pro Portion: 489 kcal, 74 g KH (8 g davon Zucker), 17 g F, 13 g E

1 kleiner Zucchino
1 kleine Fenchelknolle
1 rote Zwiebel
1–2 Knoblauchzehen
2 Rispentomaten
2 EL Olivenöl
125 g Babyspinat oder Rucola (abgepackt im Kühlregal)
Salz
150 g glutenfreie Spaghetti
Pfeffer
1 Handvoll Basilikumblätter

Den Zucchino waschen, putzen, längs halbieren und in Scheiben schneiden. Das Fenchelgrün abschneiden und beiseitelegen. Die äußeren Blätter der Fenchelknolle eventuell dünn abschälen. Den Fenchel in Blätter teilen und dabei den harten Strunk nach und nach entfernen. Die Blätter in Würfel schneiden. Die Zwiebel und die Knoblauchzehen schälen und fein würfeln. Die Tomaten waschen und würfeln.
Das Olivenöl in einem beschichteten Topf erhitzen und Zwiebel- und Knoblauchwürfel andünsten. Fenchelwürfel und Zucchinischeiben dazugeben und kurz mitdünsten. Mit 150 ml Wasser ablöschen und zugedeckt bei kleiner Hitze 20 Minuten schmoren lassen, bis die Fenchelwürfel weich sind. Die Tomatenwürfel und den Babyspinat unterrühren und 5 Minuten weiterschmoren.
Reichlich Salzwasser zum Kochen bringen und die Pasta nach Packungsanleitung garen. Die Soße mit Salz und Pfeffer abschmecken. Basilikum und Fenchelgrün fein hacken. Die Pasta durch ein Sieb abgießen, auf 2 vorgewärmten Tellern anrichten, die Soße darübergeben und mit den gehackten Kräutern bestreut servieren.

Spirelli mit Brokkoli-Tomaten-Soße und Rucola

Vegan / Soße zum Einfrieren · Für 4 Portionen
Pro Portion: 548 kcal, 96 g KH (7 g davon Zucker), 11 g F, 15 g E

1 rote Zwiebel
1–2 Knoblauchzehen
1 Brokkoli
1 rote Paprikaschote
2 EL Olivenöl
1 Dose Tomatenfruchtfleisch (Polpa, 400 g Einwaage)
1 Zweig Rosmarin
5 Stängel Majoran
200 g Cherry-Rispentomaten
60 g Rucola
Salz, Pfeffer
400 g glutenfreie Spirelli
2 EL Sonnenblumenkerne

Die Zwiebel und die Knoblauchzehen schälen und fein würfeln. Vom Brokkoli die Röschen abschneiden, in mundgerechte Stücke teilen und beiseitelegen. Den Stiel dünn abschälen und eventuell harte Stellen wegschneiden. Dann klein würfeln. Die Paprikaschote waschen, putzen und in Würfel schneiden.
Das Olivenöl in einem beschichteten Topf erhitzen und die Zwiebel- und Knoblauchwürfel andünsten. Die Brokkoli- und Paprikawürfel dazugeben und unter Rühren dünsten. Mit dem Tomatenfruchtfleisch und 200 ml Wasser aufgießen. Die Kräuter mit Küchengarn zu einem Sträußchen binden und in den Topf geben. Zugedeckt ½ Stunde auf kleiner Flamme köcheln lassen.
In der Zwischenzeit die Cherry-Tomaten waschen und vierteln. Den Rucola waschen, gut trocken schleudern und – wenn nötig – grob hacken. Beides in die Soße geben und weitere 10 Minuten schmoren lassen. Mit Salz und Pfeffer abschmecken.
Reichlich Salzwasser zum Kochen bringen und die Spirelli nach Packungsanleitung al dente kochen. Durch ein Sieb abgießen und auf vorgewärmten Tellern anrichten. Die Soße darübergeben und mit den Sonnenblumenkernen bestreut servieren.

TIPP **Die fertige Soße kann in passenden Portionen gut auf Vorrat eingefroren werden. Sie hält sich auch 2–3 Tage im Kühlschrank.**

Risottos

Die klassischen Reissorten Arborio, Carnaroli oder Vialone eignen sich natürlich am besten für einen schönen cremigen Risotto. Manchmal findet man diese auch in einer Vollkornversion. Bevor Sie sich da aber auf eine aufwendige Suche machen: Normaler Vollkornreis lässt sich ebenfalls gut zu Risotto verarbeiten, unterstützt zudem die Verdauung und hilft den Organen bei der Entgiftung.

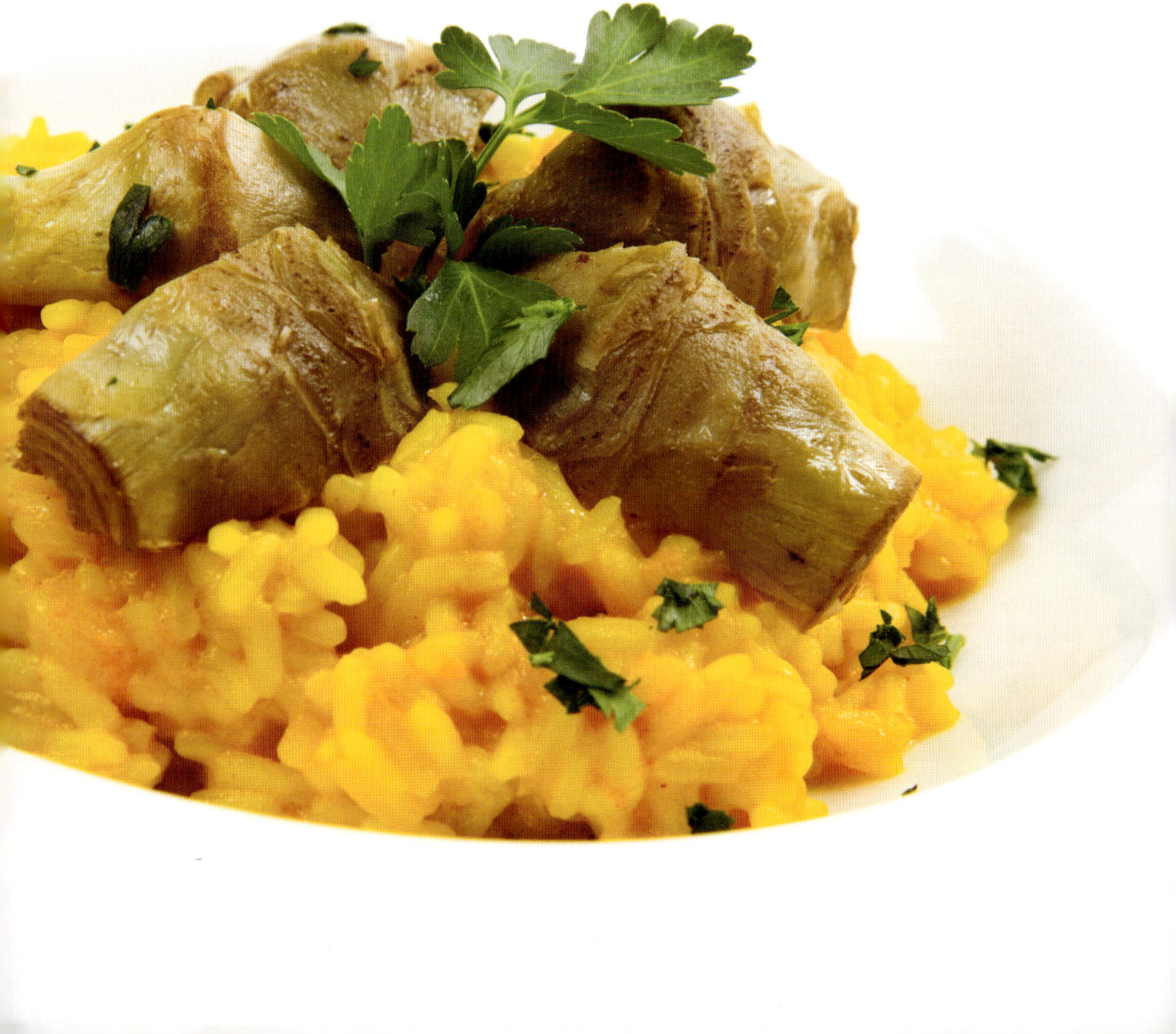

Kurkuma-Risotto mit Artischockenherzen

Vegetarisch · Für 1 Portion · 523 kcal, 81 g KH (1 g davon Zucker), 17 g F, 8 g E

1 Stück Ingwer (walnussgroß)
400 ml Wasser
2 Frühlingszwiebeln
1 TL Olivenöl
80 g Risottoreis (z. B. Arborio)
½ TL Kurkuma
1 Prise bis ½ TL Currypulver, je nach Geschmack
1 Prise schwarzer Pfeffer
Salz
1 EL Butter
4 Artischockenherzen (aus dem Glas)
1–2 EL gehackte Petersilie

Den Ingwer schälen und in dünne Scheiben schneiden. In einem Topf mit 400 ml Wasser zum Kochen bringen und auf kleiner Flamme 15 Minuten ziehen lassen.
Die Frühlingszwiebeln samt grünen Stängeln putzen, waschen und sehr fein hacken. Das Öl in einem beschichteten kleinen Topf erhitzen und die Frühlingszwiebeln darin glasig dünsten. Den Reis dazugeben und ebenfalls glasig dünsten.
Mit etwa 100 ml Ingwerwasser ablöschen und Kurkuma, Curry und Pfeffer einrühren. Auf kleiner Flamme einkochen lassen, bis nahezu alle Flüssigkeit aufgesogen ist. Durch ein Sieb das restliche Ingwerwasser dazugießen und Reis zugedeckt etwa 15 Minuten köcheln lassen, bis sich an der Reisoberfläche kleine Vertiefungen zeigen. Mit einer Gabel umrühren und offen etwas ausdampfen lassen. Mit Salz und Pfeffer abschmecken und die Butter einrühren.
Auf einem vorgewärmten Teller anrichten, die Artischockenherzen darauflegen und mit der gehackten Petersilie bestreut servieren.

INFO **Es gibt den typisch italienischen Arborio-Reis für Risotto auch in einer Vollkornvariante. Diese ist allerdings eher selten zu bekommen und hat auch sehr lange Kochzeiten. Einfacher geht es mit normalem Vollkornreis, auch wenn der nicht ganz die gewohnte italienische Risotto-Cremigkeit hat.**

Pilz-Vollkornrisotto

Vegan · Für 2 Portionen · Pro Portion: 390 kcal, 53 g KH (2 g davon Zucker), 17 g F, 12 g E

20 g getrocknete Steinpilze
2 Schalotten
2 EL Olivenöl
120 g Vollkornreis
etwas Bio-Gemüsebrühe (Instant)
½ EL Kurkuma
100 g frische Pilze, z. B. Kräuterseitlinge
5 Blätter Salbei
2 Zweige Thymian
Salz, Pfeffer

Die Steinpilze in lauwarmem Wasser einweichen und ½ Stunde quellen lassen. Die Schalotten schälen und fein würfeln. Die Pilze durch ein Sieb abgießen und dabei die Flüssigkeit in einem Messbecher auffangen.

1 EL Öl in einem beschichteten Topf erhitzen und die Schalottenwürfel goldgelb anbraten. Den Reis dazugeben und unter Rühren glasig dünsten. Das Pilzwasser mit Gemüsebrühe auf insgesamt 285 ml Flüssigkeit ergänzen und mit dem Kurkuma in den Topf geben. Reis auf kleiner Flamme zugedeckt 30–35 Minuten dämpfen, bis alle Flüssigkeit aufgesogen ist.

In der Zwischenzeit die frischen Pilze mit einer weichen Bürste behutsam putzen und klein schneiden. Die Salbeiblätter in Streifen schneiden, die Thymianblättchen von den Stielen zupfen. Das restliche Öl in einer beschichteten Pfanne erhitzen und alle Pilze zusammen mit den Kräutern kräftig anbraten.

Den Reis mit einer Gabel auflockern und offen ausdampfen lassen. (Sollte der Reis noch zu hart sein, etwas Flüssigkeit hinzufügen und weiter zugedeckt dämpfen.) Mit Salz und Pfeffer abschmecken und die gebratenen Pilze mit den Kräutern unterheben.

TIPP **Vollkornreis hat je nach Hersteller verschiedene Garzeiten. Beachten Sie bitte die Packungsanleitungen und messen die Flüssigkeitsmenge danach ab.**

Risotto mit grünen Bohnen und Möhren

Vegan · Für 2 Portionen · Pro Portion 397 kcal, 55 g KH (8 g davon Zucker), 14 g F, 12 g E

200 g Möhren
200 g grüne Bohnen
1 rote Zwiebel
1 EL Rapsöl
100 g Vollkornreis
250 ml Gemüsebrühe (Instant)
½ EL Kurkuma
Salz, Pfeffer
2 EL Sonnenblumenkerne

Die Möhren schälen, waschen und putzen. Die Bohnen waschen und putzen. Die Möhren in etwa ½ cm große Würfel, die Bohnen in 1 cm lange Stücke schneiden. Die Zwiebel schälen und fein hacken.
Das Öl in einem beschichteten Topf erhitzen und die Zwiebelwürfel goldgelb anbraten. Das geschnittene Gemüse dazugeben und unter Rühren etwas anbraten. Den Reis einrühren und glasig dünsten. Mit der Gemüsebrühe aufgießen, Kurkuma einrühren und Reis zugedeckt auf kleiner Flamme 30–35 Minuten dämpfen.
Mit einer Gabel auflockern und offen ausdampfen lassen. Mit Salz und Pfeffer abschmecken und mit den Sonnenblumenkernen bestreut servieren.

TIPP **Für einen Gemüse-Risotto können Sie alle möglichen Gemüsesorten verwenden. Lecker schmecken z. B. auch Rosenkohl und rote Paprikaschoten. Oder Sie geben 200 g des Super-Entgifters Grünkohl zu den Möhren. Wichtig ist nur, dass Sie insgesamt etwa 400 g Gemüse verwenden.**

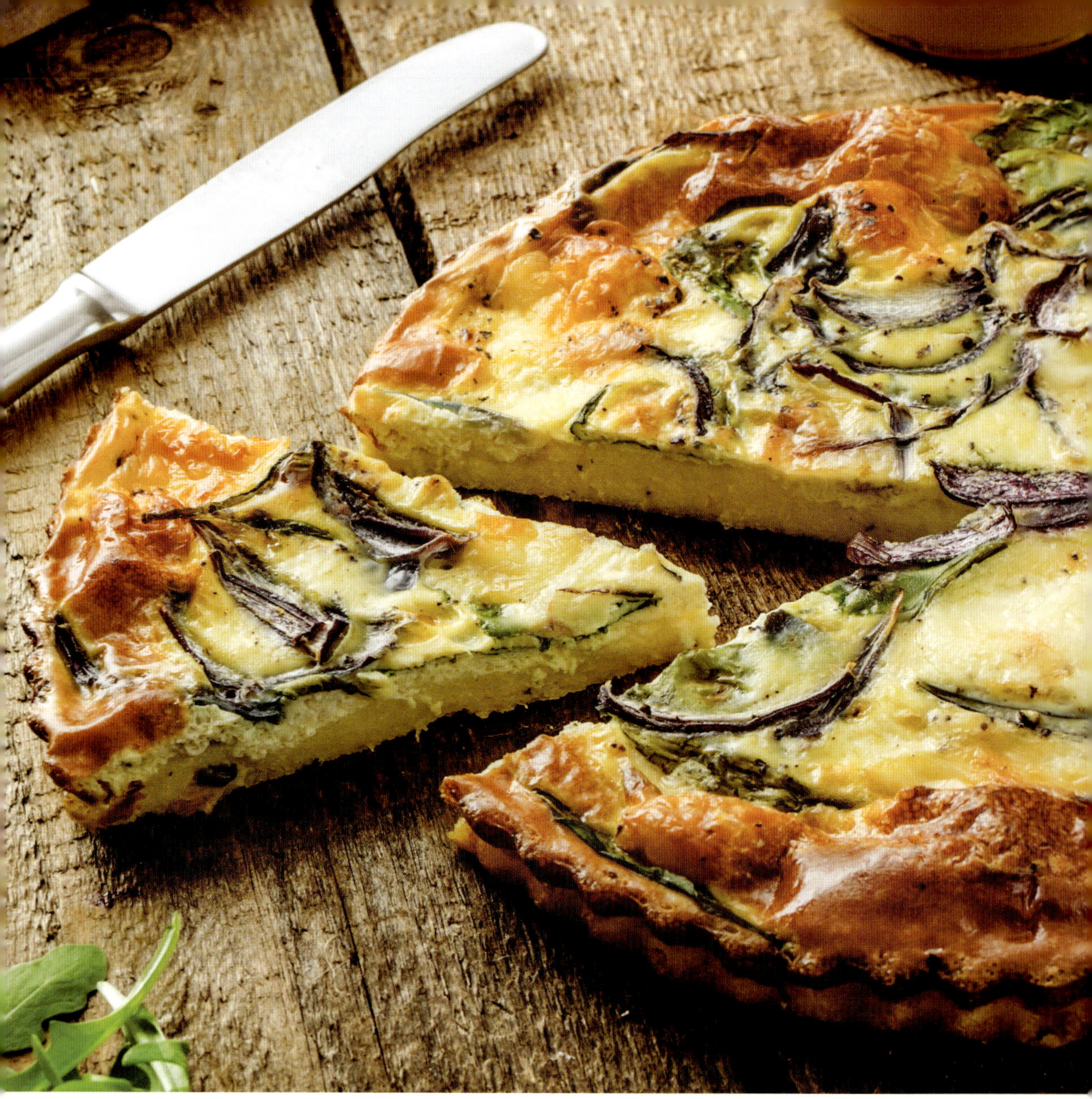

Aufläufe

Aufläufe und Quiches sind immer auch gut z. B. als Vorspeise für Gäste. Unsere Vorschläge sind so pfiffig, dass keiner auf die Idee kommt, dass Sie gerade nur solche Lebensmittel verarbeiten, die gut für Ihre Entgiftung sind. Die Gemüseaufläufe und Quiches können Sie auch vorbereiten und im Backofen aufwärmen.

Mais-Quiche mit roten Zwiebeln und Rucola

Vegetarisch · Für 2 Portionen · Pro Portion: 738 kcal, 62 g KH (5 g davon Zucker), 46 g F, 23 g E

FÜR DEN TEIG:

150 g Maismehl
75 g sehr kalte Butter
1 Ei
½ TL Salz

Das Mehl auf die Arbeitsfläche häufen. Die kalte Butter in Flöckchen darauf verteilen. Zusammen mit dem Ei und dem Salz rasch zu einem geschmeidigen Teig kneten. 1–2 Stunden im Kühlschrank ruhen lassen.

FÜR DEN BELAG:

1 große rote Zwiebel
75 g Rucola
1 EL Rapsöl
2 Eier
100 g fettarmer Frischkäse
Salz, Pfeffer
½ TL Kurkuma

Den Backofen auf 180 °C vorheizen. Die Zwiebel schälen und in Streifen schneiden. Rucola waschen und gut abtropfen lassen. Das Öl in einer tiefen Pfanne (oder einem Wok) erhitzen und die Zwiebelstreifen glasig dünsten. Den tropfnassen Rucola dazugeben und zugedeckt dünsten, bis der Salat zusammengefallen ist.
Die Eier mit dem Frischkäse verquirlen und mit Salz, Pfeffer und Kurkuma würzen. Den gekühlten Teig ausrollen, in eine eingefettete Quicheform (ca. 24 cm Durchmesser) geben und das Zwiebel-Rucola-Gemüse darauf verteilen. Mit der Eimasse begießen und im vorgeheizten Backofen bei 180 °C 25 Minuten backen, bis die Oberfläche goldbraun ist.

Grünkohl-Buchweizen-Quiche mit Kürbiskernen

Vegetarisch · Für 2 Portionen · Pro Portion: 706 kcal, 60 g KH (2 g davon Zucker), 42 g F, 25 g E

FÜR DEN TEIG:

½ TL Salz
1 TL Backpulver
40 ml Rapsöl
100 ml Wasser
etwas Fett für die Form

Das Mehl in eine Schüssel geben und mit Salz und Backpulver vermischen. Öl und Wasser hinzufügen und mit einem Kochlöffel verrühren. Anschließend auf der Arbeitsfläche rasch zu einem weichen Teig verarbeiten.
Eine Quicheform (ca. 24 cm Durchmesser) dünn einfetten und mit dem Teig auskleiden. Den Teig mit einer Gabel im Abstand von 5 cm einstechen.

FÜR DEN BELAG:

300 g frischer Grünkohl oder 200 g tiefgekühlter Grünkohl
1 kleine rote Zwiebel
1 EL Rapsöl
Salz, Pfeffer
½ TL Kurkuma
2 Eier
100 ml Rice Cuisine oder Soja Cuisine light
2 Scheiben Ziegen-Butterkäse

Die Grünkohlblätter waschen und gut trocken schütteln. Die harten Rippen entfernen und die Blätter in mundgerechte Stücke zupfen. Tiefgekühlten Grünkohl auftauen lassen. Die Zwiebel schälen und in feine Ringe schneiden.
Das Rapsöl in einer Pfanne oder einem Wok erhitzen und die Zwiebelringe anbraten. Den Grünkohl dazugeben, mit 100 ml Wasser ablöschen und 30 Minuten schmoren lassen, bis der Grünkohl bissfest ist. (Tiefgekühlter Kohl braucht nur ca. 8 Minuten.) Eventuell ein wenig Wasser nachgießen. Mit Salz, Pfeffer und Kurkuma würzen.
Den Backofen auf 200 °C vorheizen. Die Eier mit Rice Cuisine oder Soja Cuisine light und Salz verquirlen.
Die Gemüsemasse auf dem Quicheteig verteilen und mit der Eiermischung begießen. Die Käsescheiben diagonal halbieren und obenauf legen. Quiche im vorgeheizten Backofen bei 200 °C 30 Minuten backen, bis der Käse goldgelb ist.

Spitzkohlgratin mit Zucchini

Vegetarisch · Für 1 Portion · 479 kcal, 11 g KH (4 g davon Zucker), 35 g F, 29 g E

200 g Spitzkohl
Salz
1 kleiner Zucchino (oder 150 g von einem größeren abschneiden)
75 g Feta aus Ziegen- oder Schafsmilch
1 Ei
50 ml Soja Cuisine
Pfeffer
Muskatnuss
1 EL Leinsamen
2 EL Apfelessig

Den Backofen auf 180 °C vorheizen. Spitzkohlblätter waschen und in Streifen schneiden. Salzwasser in einem Topf zum Kochen bringen, die Kohlstreifen 3 Minuten blanchieren, durch ein Sieb abgießen und gut abtropfen lassen. Den Zucchino waschen, putzen und in etwa ½ cm dicke Scheiben schneiden.
Den Feta würfeln und mit Ei, Soja Cuisine, Salz, Pfeffer und Muskatnuss mit dem Pürierstab pürieren.
Den Spitzkohl in einer gefetteten Quicheform (ca. 24 cm Durchmesser) ausbreiten und leicht andrücken. Mit Leinsamen bestreuen und mit dem Essig beträufeln. Die Zucchinischeiben darauflegen und mit der Käsemischung übergießen. Im vorgeheizten Backofen 30–35 Minuten überbacken, bis die Oberfläche eine goldbraune Kruste gebildet hat.

TIPP **Das Gratin können Sie auch mit derselben Menge Grünkohl anstelle von Spitzkohl zubereiten – so passt es in Ihren Plan für die erste Woche.**

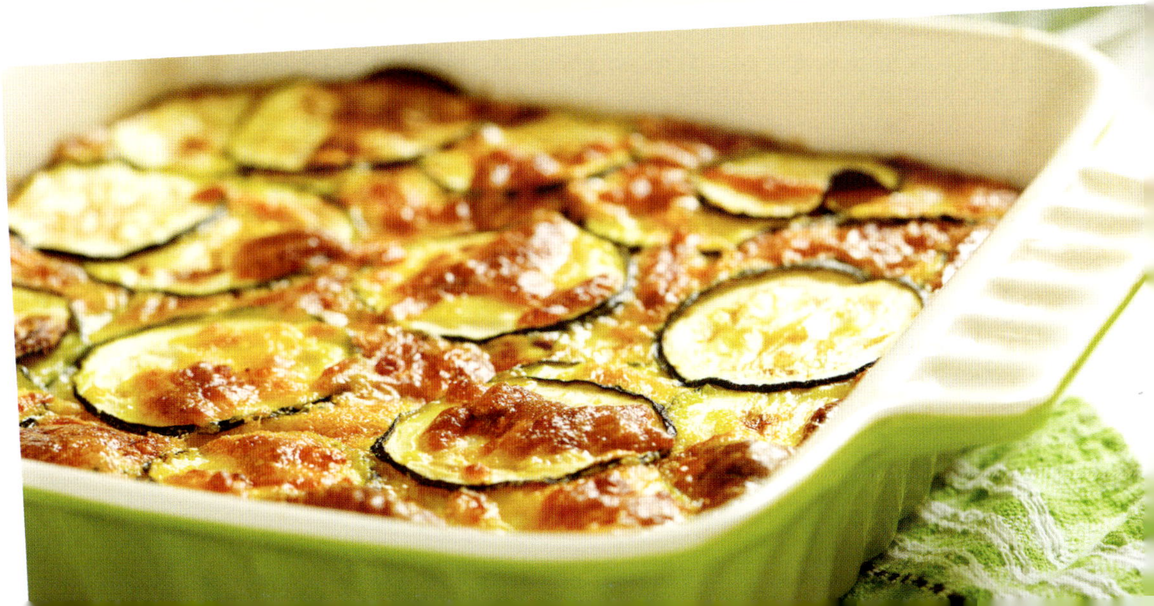

Blumenkohl in Béchamelsoße mit Kurkuma

Vegetarisch / Auf Vorrat · Für 1 Portion · 480 kcal, 50 g KH (19 g davon Zucker), 21 g F, 20 g E

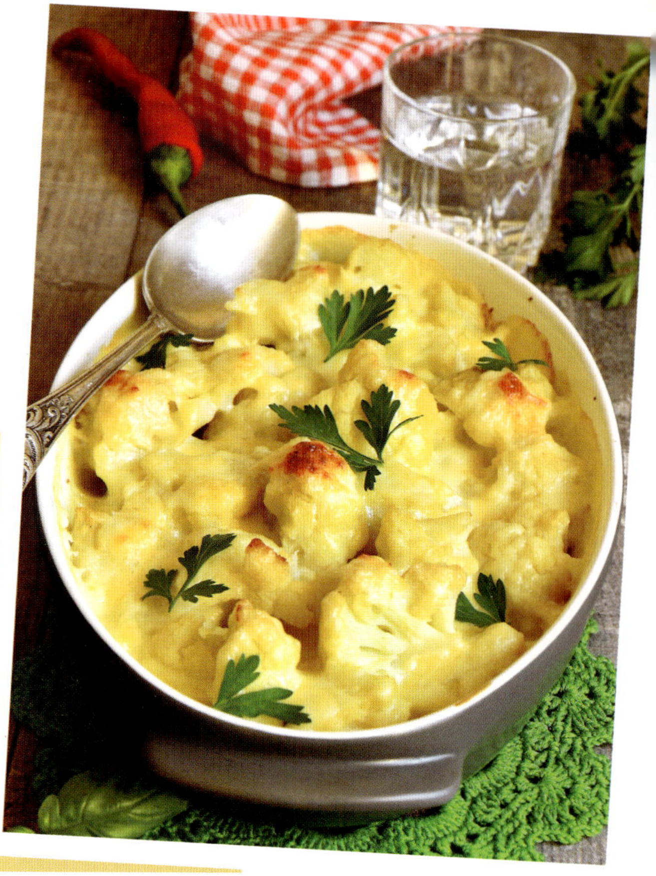

300 g Blumenkohl
Salz
20 g Butter oder Margarine
40 g Maismehl
250 ml fettarme Milch oder Reismilch
½ TL Kurkuma
frisch geriebene Muskatnuss
1 Prise schwarzer Pfeffer
1–2 EL Zitronensaft
etwas Fett für die Form
2 EL gehackte Petersilie

Den Backofen auf 200 °C vorheizen. Den Blumenkohl in mundgerechte Röschen teilen und waschen. Die Stiele klein würfeln. Stiele und Röschen in einem Topf mit reichlich Salzwasser oder auf dem Dampfeinsatz in etwa 7 Minuten bissfest kochen.
In der Zwischenzeit die Béchamelsoße zubereiten: Die Butter oder Margarine in einem kleinen Topf schmelzen, das Mehl einrühren und unter Rühren kurz anrösten, ohne es braun werden zu lassen. Die Milch mit einem Schneebesen einrühren. Falls die Creme zu dick ist, eventuell noch Wasser zufügen. Die Gewürze einrühren und mit Salz, Pfeffer und Zitronensaft pikant abschmecken.
Eine feuerfeste Form (ca. 24 cm Durchmesser) mit Butter oder Margarine ausstreichen und den Blumenkohl hineingeben. Mit der Béchamelsoße begießen und 10 Minuten im vorgeheizten Backofen backen, bis die Soße fest geworden ist. Mit der gehackten Petersilie bestreut in der Form servieren.

TIPP **Wer sich nicht vegetarisch ernährt, kann noch 25 g kross gebratene Schinkenwürfel über das fertige Gericht streuen.**

Kräuter-Blumenkohl mit Feta

Vegetarisch · Für 2 Portionen · Pro Portion 279 kcal, 12 g KH (5 g davon Zucker), 18 g F, 21 g E

½ Blumenkohl
Salz
75 g Feta aus Ziegen- oder Schafsmilch
2 Eier
100 ml Cremefine (wahlweise Soja Cuisine oder Rice Cuisine)
Pfeffer
2 EL fein gehackte Kräuter, z. B. Dill oder Zitronenmelisse (frisch oder tiefgekühlt)

Den Backofen auf 200 °C vorheizen. Den Blumenkohl in mundgerechte Röschen teilen, die Stiele würfeln. Auf einem Dampfeinsatz oder in einem Topf mit reichlich Salzwasser in 7 Minuten bissfest garen. In der Zwischenzeit den Feta mit einer Gabel zerbröseln. Zusammen mit den Eiern und der Cremefine zu einer Soße rühren. Mit Salz und Pfeffer kräftig würzen.
Den Blumenkohl gut abtropfen lassen, in eine feuerfeste, gefettete Form (ca. 24 cm Durchmesser) geben und mit den Kräutern vermischen. Mit der Soße begießen und im vorgeheizten Backofen ca. 30 Minuten backen, bis sich an der Oberfläche eine goldgelbe Kruste gebildet hat.

TIPP **Die beiden Blumenkohl-Aufläufe können auch mit Brokkoli zubereitet werden. Der hat eine kürzere Garzeit. Brokkoli ebenfalls in Röschen teilen und den geputzten Stiel würfeln. Die Würfel 5 Minuten in Salzwasser blanchieren, dann für 3 Minuten die Röschen dazugeben.**

Fleischgerichte

Wir haben natürlich auch an die Fleischesser gedacht. Wobei Fleisch gerade jetzt während Ihrer Kur eine untergeordnete Rolle spielen sollte. Zweimal pro Woche wäre okay. Entscheiden Sie sich immer für Fleisch aus artgerechter Haltung – gesündere Tiere sind auch gesünder für Sie!

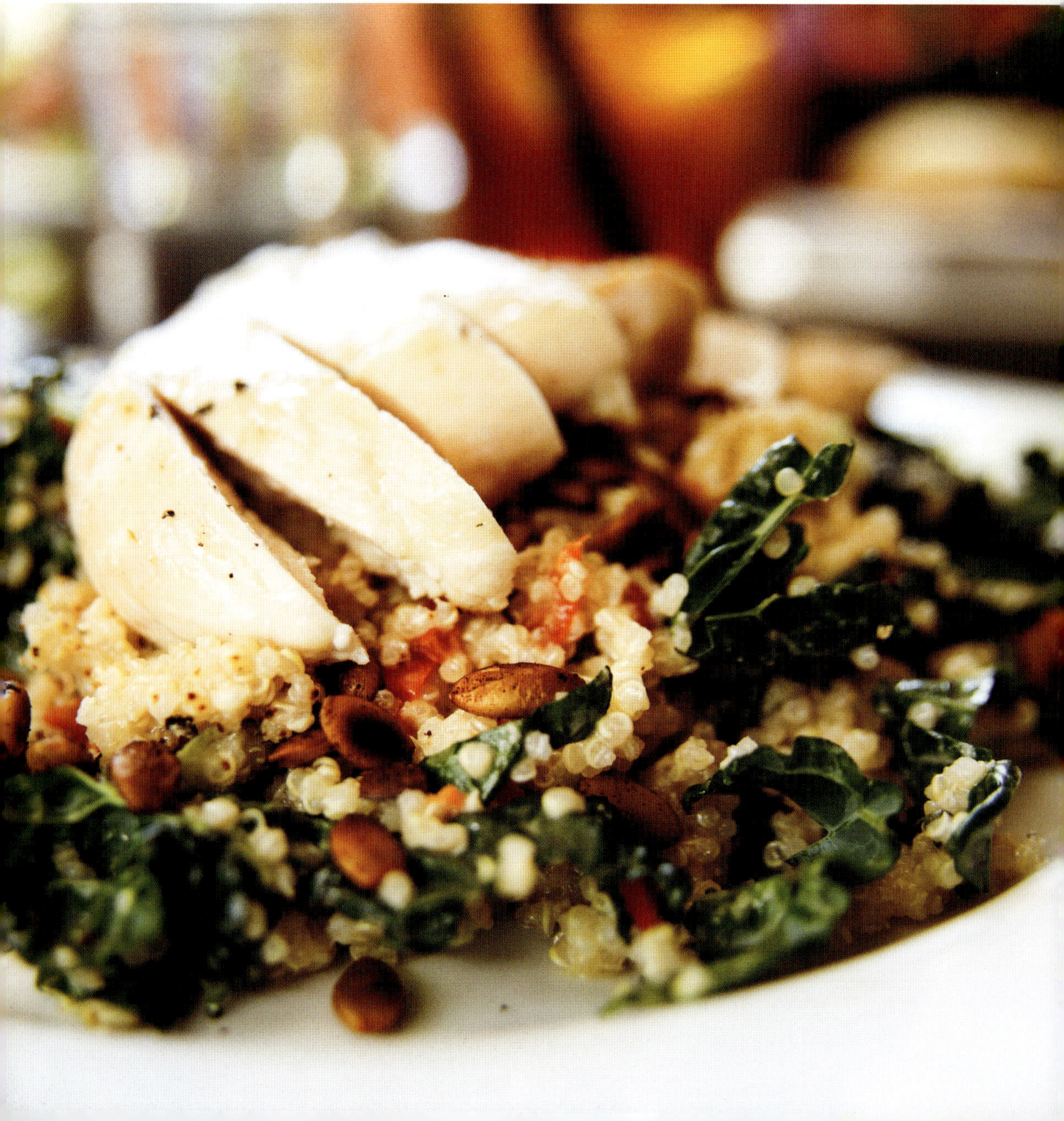

Hähnchenbrust auf Grünkohl mit Quinoa

Für 1 Portion · 648 kcal, 33 g KH (13 g davon Zucker), 36 g F, 52 g E

1 Hähnchenbrustfilet
Salz, Pfeffer
1,5 EL Rapsöl
75 g Quinoa
1 rote Schalotte
150 g Grünkohl (frisch oder tiefgekühlt)
50 ml Wasser
1 Fleischtomate
15 g Mandeln oder Haselnüsse

Das Hähnchenbrustfilet salzen und pfeffern. Ein Stück Alufolie (ca. 30 × 50 cm) in der Mitte dünn mit ½ EL Öl bepinseln und das Fleisch locker einpacken. Den Backofen auf 200 °C einstellen und das Hähnchenbrustfilet 45 Minuten auf dem Rost auf der mittleren Schiene dämpfen. In der Zwischenzeit Quinoa nach Packungsanleitung in der 2- bis 3-fachen Wassermenge aufkochen und anschließend ausdampfen lassen. Die Schalotte schälen und klein würfeln. Den Grünkohl waschen und trocken schleudern. Die harten Rippen entfernen und die Blätter in mundgerechte Stücke zupfen. (Tiefgekühlten Grünkohl auftauen lassen.) Die Fleischtomate halbieren, Stielansatz und Kerne entfernen und das Fruchtfleisch in Streifen schneiden.

1 EL Rapsöl in einer beschichteten Pfanne oder in einem Wok erhitzen und die Schalottenwürfel goldgelb anbraten. Den Grünkohl dazugeben und mitbraten. Frischen Grünkohl mit 50 ml Wasser oder Gemüsebrühe ablöschen (tiefgekühlter Grünkohl hat genügend Flüssigkeit) und zugedeckt 10 Minuten dämpfen, bis er bissfest ist. Tomaten und Quinoa unterrühren und kurz durchziehen lassen.

Mit Salz und Pfeffer abschmecken und auf einem Teller anrichten. Das Hähnchenbrustfilet auspacken, in Streifen schneiden und darauflegen. Mit den Mandeln oder Haselnüssen bestreut servieren.

Spitzkohl mit Champignons und Hähnchenbrust

Für 1 Portion · 415 kcal, 12 g KH (3 g davon Zucker), 20 g F, 45 g E

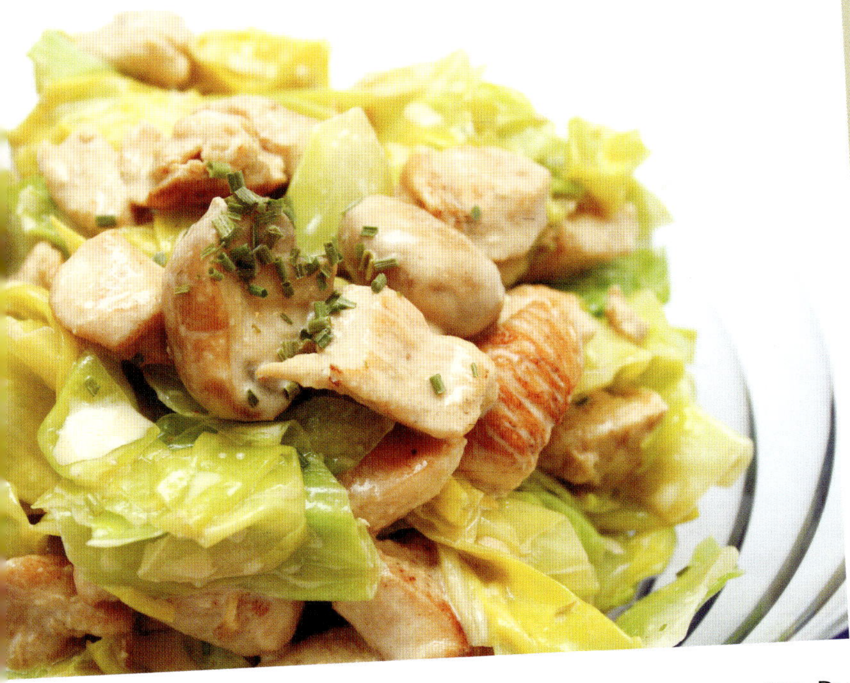

350 g Spitzkohl
Salz
150 g Hähnchenbrustfilet
100 g weiße Champignons
1 Stück Ingwer (walnussgroß)
1 EL Rapsöl
1–2 EL Apfelessig
2 EL Soja Cuisine light
Pfeffer
1 EL Schnittlauch in Röllchen

Den Spitzkohl grob hacken und in einem Topf mit reichlich Salzwasser 3 Minuten blanchieren. Durch ein Sieb abgießen und gut abtropfen lassen. Das Hähnchenbrustfilet in mundgerechte Würfel schneiden. Die Champignons mit einer weichen Bürste putzen und halbieren oder vierteln. Den Ingwer schälen und in kleine Würfel schneiden.

Das Rapsöl in einem Wok oder in einer beschichteten Pfanne erhitzen und die Fleischwürfel goldgelb anbraten. Herausnehmen und beiseitestellen. Ingwer und Spitzkohl in das Bratfett geben und unter Rühren 1–2 Minuten anbraten. Die Champignons dazugeben und unter Rühren braten, bis sie anfangen, Wasser zu ziehen. Mit Apfelessig und etwas Wasser ablöschen und zugedeckt dünsten lassen, bis das Gemüse bissfest ist. Mit Soja Cuisine light verfeinern und mit Salz und Pfeffer abschmecken. Die Fleischwürfel unterheben, auf einen Teller geben und mit Schnittlauch bestreut servieren.

Hähnchenschnitzel mit Lauch-Kräuter-Reis

Für 1 Portion · 524 kcal, 34 g KH (1 g davon Zucker), 24 F, 43 g E

1 kleine Lauchstange
40 g Naturreis
2 EL Rapsöl
150 ml Wasser
2 EL gemischte TK-Kräuter
1 Hähnchenbrustfilet
Salz, Pfeffer
frische Kräuter nach Belieben

Die Lauchstange putzen, längs aufschlitzen und gründlich waschen. Den helleren Teil in breite Streifen und möglichst viel vom dunklen Grün in schmale Streifen schneiden. Den Reis in ein Sieb geben und unter fließendem Wasser kalt abspülen.
1 EL Rapsöl in einem kleinen beschichteten Topf erhitzen und die Lauchstreifen 2 Minuten andünsten. Den Reis unterrühren, mit Wasser aufgießen und zugedeckt bei milder Hitze dünsten, bis alle Flüssigkeit aufgesogen ist. Je nach Reissorte dauert das 30–40 Minuten. Dann die TK-Kräuter untermischen und Reis offen ausdampfen lassen.
Das Hähnchenbrustfilet quer halbieren und behutsam flach drücken, sodass 2 dünne Schnitzel entstehen. Salzen und pfeffern. Das restliche Öl in einer beschichteten Pfanne erhitzen und die Schnitzel von beiden Seiten je 3 Minuten goldgelb anbraten. Mit etwas Wasser (ca. 50 ml) ablöschen und den Bratensatz wieder einkochen lassen. Auf einem Teller anrichten und den Lauch-Kräuter-Reis danebensetzen. Nach Belieben noch mit frischen Kräutern bestreuen.

Rinderfiletstreifen mit Brokkoli und Spitzpaprika

Für 2 Portionen · Pro Portion: 427 kcal, 16 g KH (12 g davon Zucker), 20 g F, 49 g E

1 Brokkoli
Salz
1 Rinderfiletsteak oder Rumpsteak (ca. 250 g)
Pfeffer
1 Bund Lauchzwiebeln
2 rote Spitzpaprika
1 EL Rapsöl
1 EL Sesamsaat, 1 TL Leinöl

Vom Brokkoli die Röschen abschneiden. Den Stiel abschälen und eventuell harte Stellen wegschneiden. Den Stiel in kleine Würfel schneiden. Salzwasser in einem Topf mit Dampfeinsatz zum Kochen bringen und zunächst die Brokkoliwürfel 5 Minuten dämpfen, bis sie bissfest sind. Dann die Röschen obenaufgeben und weitere 3 – 5 Minuten dämpfen. (Wenn Sie keinen Dampfeinsatz haben, können Sie auch ein Metallsieb in den Topf einhängen.) In der Zwischenzeit das Fleisch in dünne Rechtecke schneiden, salzen und pfeffern. Die Lauchzwiebeln putzen, waschen und mit viel Grün in Ringe schneiden. Die Spitzpaprika waschen, putzen und in Würfel schneiden.
Das Öl in einer geräumigen beschichteten Pfanne erhitzen und das Fleisch kräftig anbraten. Lauchzwiebeln und Paprika dazugeben und unter Rühren dünsten. Wenn das Gemüse bissfest ist, den gegarten Brokkoli und die Sesamsaat unterheben. Auf 2 vorgewärmten Tellern anrichten und mit Leinöl beträufelt servieren.

Rindergeschnetzeltes mit roten Linsen

Für 1 Portion · 635 kcal, 43 g KH (3 g davon Zucker), 27 g F, 52 g E

100 g Rinderfilet
Salz, Pfeffer
10 g Walnusskerne
1 EL Rapsöl
150 ml Wasser
75 g rote oder gelbe Linsen
½ TL Kurkuma
1 TL Walnussöl oder Leinöl
1 Handvoll Basilikumblätter, grob gehackt

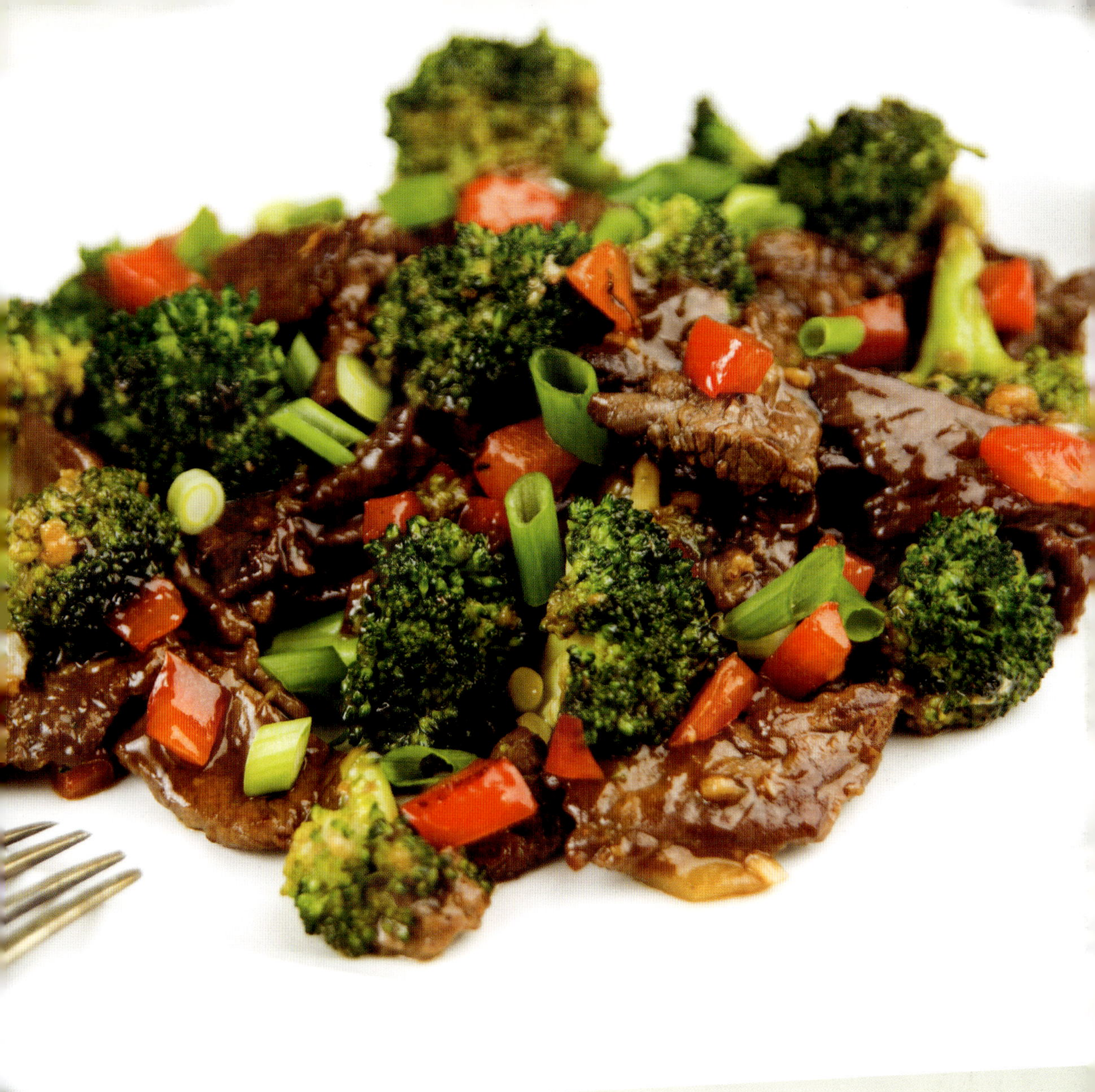

Das Rinderfilet in schmale Streifen schneiden, salzen und pfeffern. Die Walnusskerne grob hacken, in einer beschichteten Pfanne ohne Fett goldgelb rösten und beiseitestellen.
Das Öl in der Pfanne erhitzen und die Fleischstreifen kräftig anbraten. Mit 150 ml Wasser ablöschen und Linsen und Kurkuma einrühren. Zugedeckt auf kleiner Flamme 10 Minuten quellen lassen, bis alle Flüssigkeit aufgesogen ist und die Linsen weich sind.
Auf einem Teller anrichten, mit Walnuss- oder Leinöl beträufeln und mit dem Basilikum und den gerösteten Walnüssen bestreut servieren.

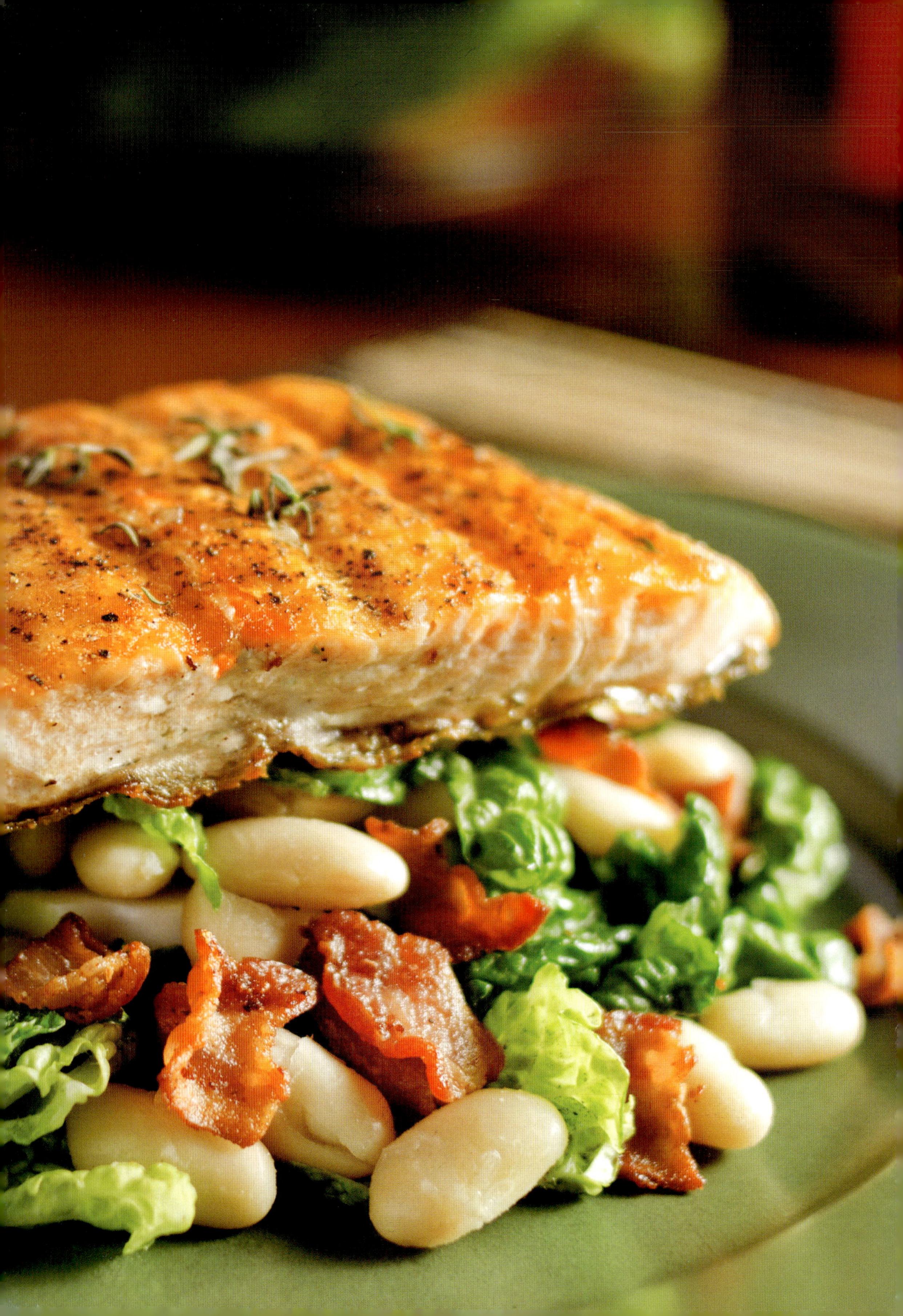

Fischgerichte

Für die Vorschläge zu den Fischgerichten haben wir die drei Fischarten ausgewählt, die am meisten Omega-3-Fettsäuren enthalten. Denn diese tragen dazu bei, Entzündungen zu vermeiden, und stärken das Immunsystem. Gute Lieferanten wären auch noch Hering, Sardellen und Sardinen. Achten Sie beim Kauf auf eines der Siegel für nachhaltige Fischerei – es gibt verschiedene. Informationen dazu finden Sie im Internet oder bei Ihrem Fischhändler.

Lachs mit weißen Bohnen und Grünkohl

Für 2 Portionen | Pro Portion: 577 kcal, 17 g KH (1 g davon Zucker), 37 g F, 42 g E

250 g Grünkohl (ersatzweise Wirsing oder Chinakohl)
1 Dose weiße Riesenbohnen (250 g Abtropfgewicht)
3 EL weißer Essig
Salz, Pfeffer
2 EL Olivenöl
2 dünne Scheiben Frühstücksspeck
1 TL Rapsöl
2 Scheiben Lachsfilet mit Haut (je ca. 150 g)
1 Zweig Thymian

Die Kohlblätter waschen und gut trocken schütteln. Die harten Rippen heraustrennen und die Blätter in mundgerechte Stücke zupfen oder schneiden. Die Bohnen durch ein Sieb abgießen und kalt abbrausen. Mit dem Kohl vermischen.
Aus Essig, Salz, Pfeffer und Olivenöl mit dem Schneebesen eine cremige Marinade rühren und Bohnen und Grünkohl unterheben. Den Frühstücksspeck klein schneiden und in einer beschichteten Pfanne mit dem Rapsöl knusprig braten. Über das Gemüse streuen.
Die Lachsfilets trocken tupfen, salzen und pfeffern. Bei milder Hitze im Speck-Bratfett auf der Hautseite 7–8 Minuten garen. Zum Schluss kurz auf der »schönen« Seite knusprig braten. Auf dem Salat anrichten und mit Thymianblättchen bestreut servieren.

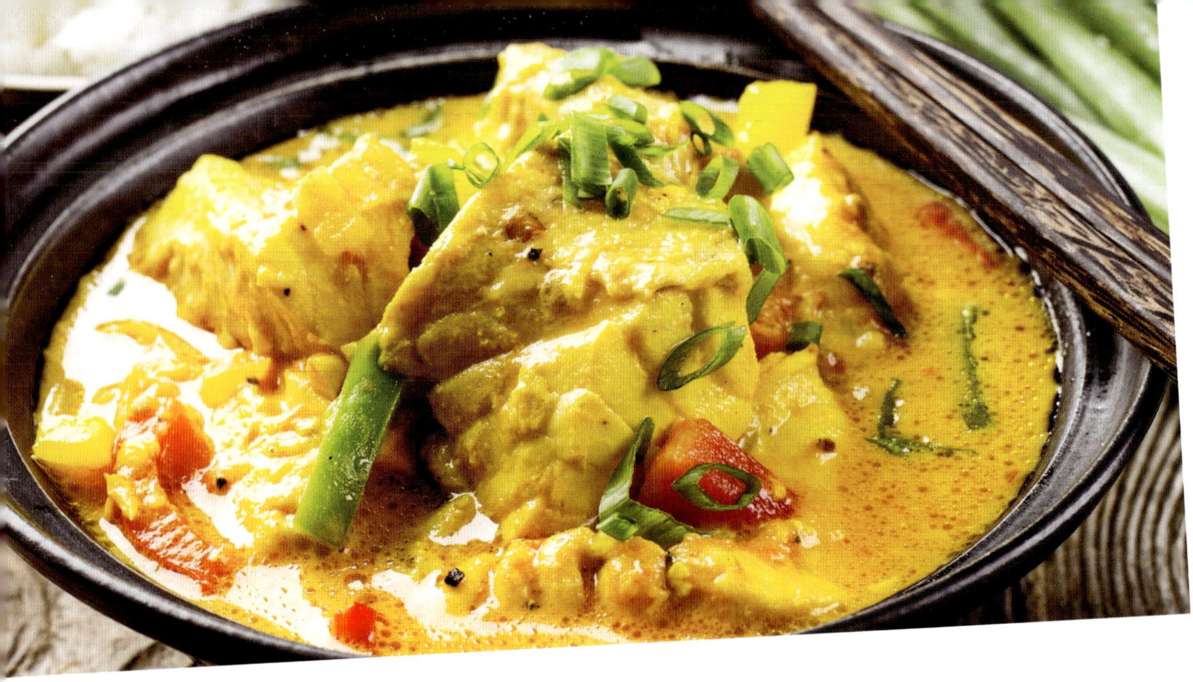

Curry-Makrele mit Kokos

Für 2 Portionen · Pro Portion 536 kcal, 11 g KH (4 g davon Zucker), 38 g F, 39 g E

1 Bund Frühlingszwiebeln
1 Fleischtomate
100 g Ananas oder Papaya
2–4 Makrelenfilets (zusammen ca. 300 g)
Salz, Pfeffer
1 EL Rapsöl
½ EL Madras-Currypulver
½ TL Kurkuma
1 kleine Dose Kokosmilch (160 ml Füllgewicht)
1 EL Schnittlauch in Röllchen (nach Belieben)

Die Frühlingszwiebeln waschen, putzen und mit viel Grün in Ringe schneiden. Die Fleischtomate heiß überbrühen, häuten, halbieren, Stielansatz und Kerne entfernen und das Fruchtfleisch in Streifen schneiden. Ananas oder Papaya aus der Schale schneiden, harten Strunk bzw. Kerne entfernen und Fruchtfleisch würfeln.
Die Makrelenfilets salzen und pfeffern. In einer beschichteten Pfanne das Öl mild erhitzen und die Fischfilets von beiden Seiten goldgelb anbraten. Herausnehmen und beiseitestellen.
Die Frühlingszwiebeln in das Bratfett geben und etwas andünsten. Curry und Kurkuma einrühren und mit der Kokosmilch ablöschen. Die Tomaten und die Fischfilets dazugeben und bei milder Hitze 5 Minuten durchziehen lassen. Kurz vor Ende der Garzeit Ananas oder Papaya hineingeben und warm werden lassen. Mit Salz und Pfeffer abschmecken und nach Belieben mit Schnittlauch bestreut servieren.

Thunfisch mit Kidneybohnen und Roter Bete

Für 2 Portionen · Pro Portion 294 kcal, 43 g KH (2 g davon Zucker), 9 g F, 28 g E

2 Thunfischsteaks (je ca. 150 g)
1 EL Zitronensaft
1 kleine rote Zwiebel
1 Dose Kidneybohnen (240 g Abtropfgewicht)
2 Rote Bete (vorgekocht und eingeschweißt)
Salz, Pfeffer
1 EL Olivenöl
50 ml Wasser
2 EL weißer Essig
2 EL fein gehackte grüne Kräuter

Die Thunfischsteaks mit Zitronensaft beträufeln und zugedeckt 15 Minuten marinieren. Die Zwiebel schälen und sehr fein hacken. Die Bohnen durch ein Sieb abgießen, kalt abbrausen und gut abtropfen lassen. Die Rote Bete in etwa 1 cm große Würfel schneiden. (Einmalhandschuhe verwenden und auf einem Porzellanteller arbeiten, denn die Farbe haftet hartnäckig.)
Die Thunfischsteaks trocken tupfen, salzen und pfeffern. Das Öl in einer beschichteten Pfanne erhitzen und den Fisch von jeder Seite etwa 3 Minuten bei milder Hitze anbraten. In Alufolie wickeln und beiseitestellen.
Die gehackte Zwiebel im Bratfett goldgelb rösten. Mit 50 ml Wasser und Essig ablöschen. Die Bohnen und die Rote Bete dazugeben und das Ganze etwas einkochen lassen. Mit Salz und Pfeffer abschmecken.
Die Thunfischsteaks auspacken, auf einem Teller anrichten, Bohnen und Rote Beten daneben anrichten und mit den Kräutern bestreut servieren.

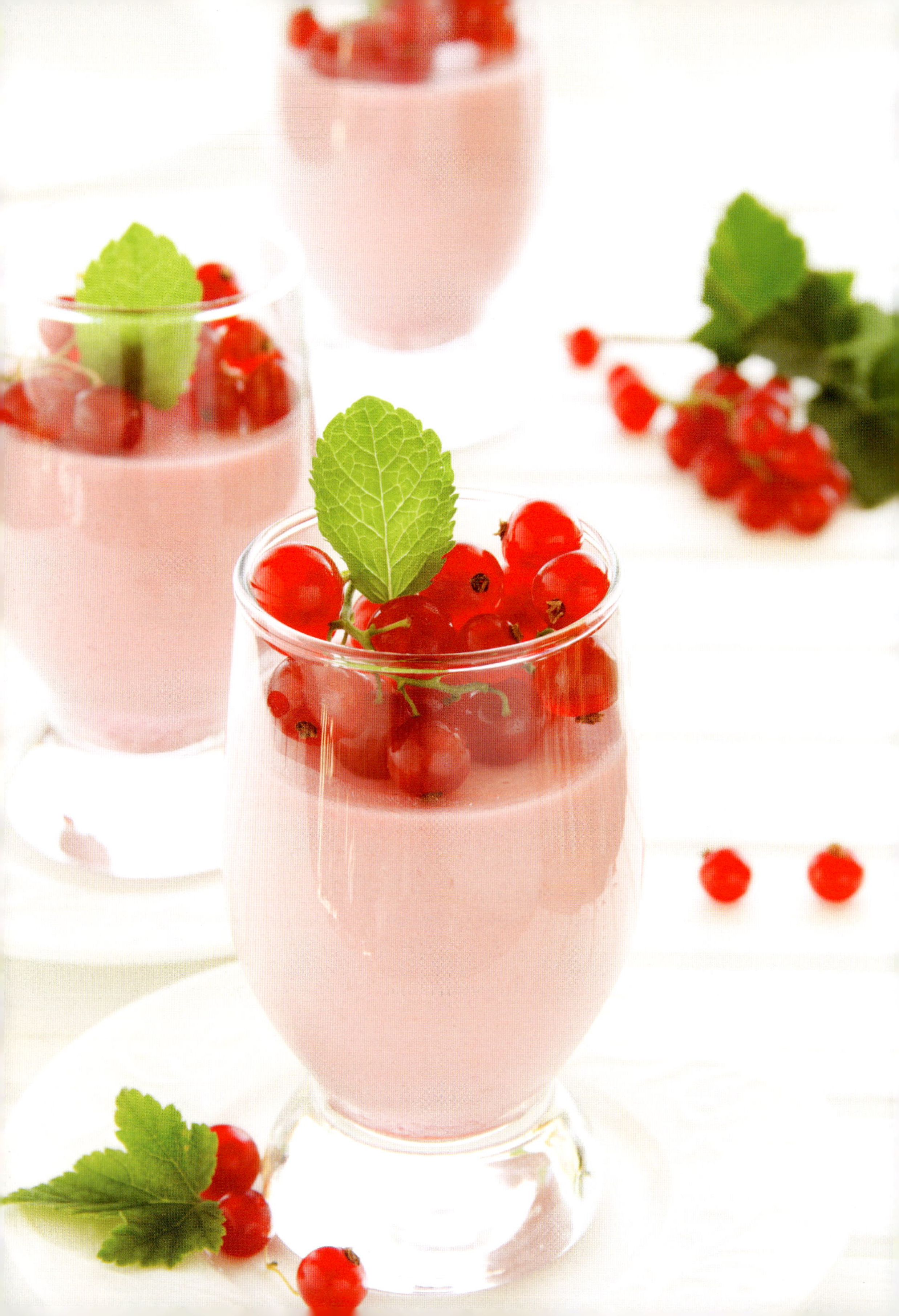

Süßes

Süßspeisen sind wegen ihres Zuckergehalts eigentlich während Ihrer Kur nicht vorgesehen. Da aber Beerenobst nicht nur erlaubt, sondern auch besonders wirksam ist, haben wir ein paar Vorschläge kreiert, die Ihren Gästen sicher auch Freude machen werden. Gelee, Pudding und Mousse können zudem gut vorbereitet und im Kühlschrank gut zugedeckt 2–3 Tage aufbewahrt werden.

Joghurtpudding mit Johannisbeeren

Auf Vorrat · Für 2 Portionen · Pro Portion: 75 kcal, 14 g KH (8 g davon Zucker), 2 g F, 6 g E

- 2 Blatt weiße Gelatine
- 100 g Rote Johannisbeeren
- 200 g fettarmer Joghurt
- 1 TL Zitronensaft
- 1 Stück Ingwer (haselnussgroß)
- 1 EL Zuckerersatz Erythrit aus dem Reformhaus
- ½ Vanilleschote
- Minzeblättchen zur Dekoration

Die Gelatine 10 Minuten in kaltem Wasser einweichen. In der Zwischenzeit die Johannisbeeren waschen und mit einer Gabel von den Stielen zupfen. $1/3$ der Beeren fein pürieren. Den Joghurt mit Beerenpüree, Zitronensaft, geschälten und fein geriebenem Ingwer, Zuckerersatz und dem herausgekratzten Mark der Vanilleschote glatt rühren.
Die Gelatine tropfnass bei milder Hitze in einem kleinen Topf auflösen, 2 EL Joghurtcreme unterrühren. Diese Mischung dann in die übrige Joghurtcreme geben. Die Masse in kalt ausgespülte Gläser gießen und mindestens 2 Stunden im Kühlschrank steif werden lassen. Mit den übrigen Beeren und Minzeblättchen bestreut servieren.

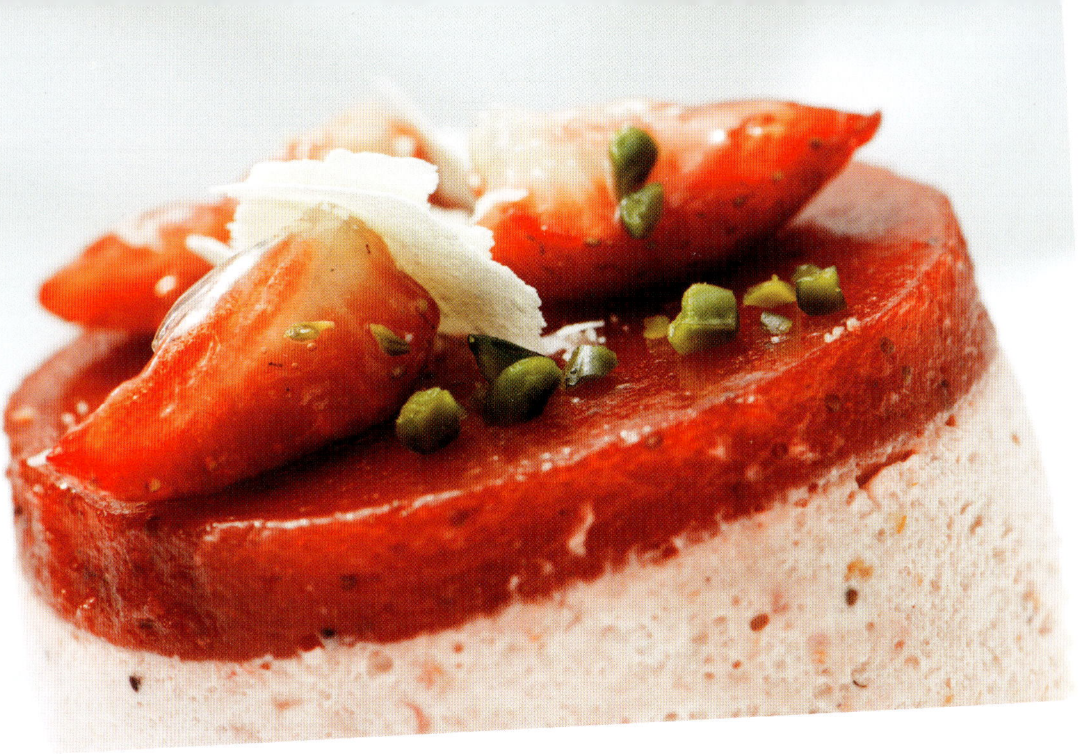

Erdbeergelee mit Pistazien

Auf Vorrat · Für 2 Portionen · Pro Portion (ohne Sahne): 120 kcal, 11 g KH (11 g davon Zucker), 4 g F, 9 g E

- 3 Blatt weiße oder rote Gelatine
- 200 g frische Erdbeeren
- 150 ml fettarmer Joghurt
- 50 g Frischkäse (1 % Fett)
- 2 EL Zuckerersatz Erythrit aus dem Reformhaus
- 1 EL gehackte Pistazienkerne
- 2 EL geschlagene Sahne nach Belieben

Die Gelatine in kaltem Wasser einweichen. Die Erdbeeren waschen und die Stiele entfernen. Joghurt, Frischkäse und Zucker glatt rühren. Die Hälfte der Erdbeeren pürieren und wiederum die Hälfte davon in die Joghurtcreme rühren.

1 Blatt Gelatine tropfnass bei milder Hitze in einem kleinen Topf auflösen, zunächst 1 EL pürierte Erdbeeren einrühren, dann mit dem restlichen Erdbeerpüree verrühren. Auf 2 Förmchen verteilen und im Gefrierfach 15 Minuten gelieren lassen.

Die beiden anderen Gelatineblätter bei milder Hitze auflösen, zunächst 1 EL der Erdbeer-Joghurt-Creme einrühren, dann mit der übrigen Creme vermischen. In die Schälchen mit dem »Erdbeerspiegel« gießen und 1 Stunde kalt stellen.

Stürzen, auf 2 Tellern anrichten, die übrigen Erdbeeren darauf und rundherum legen und mit den Pistazien bestreut servieren. Nach Wunsch können Sie 1 EL geschlagene Sahne daraufsetzen.

Buttermilchmousse mit Rhabarberkompott

Auf Vorrat · Für 2 Portionen ·
Pro Portion: 95 kcal, 7 g KH (5 g davon Zucker), 5 g F, 6 g E

FÜR DIE MOUSSE:

2 Blatt weiße Gelatine
200 ml Buttermilch
30 ml Sahne
1 EL Zitronensaft
2 EL Zuckerersatz Erythrit aus dem Reformhaus
½ Vanilleschote

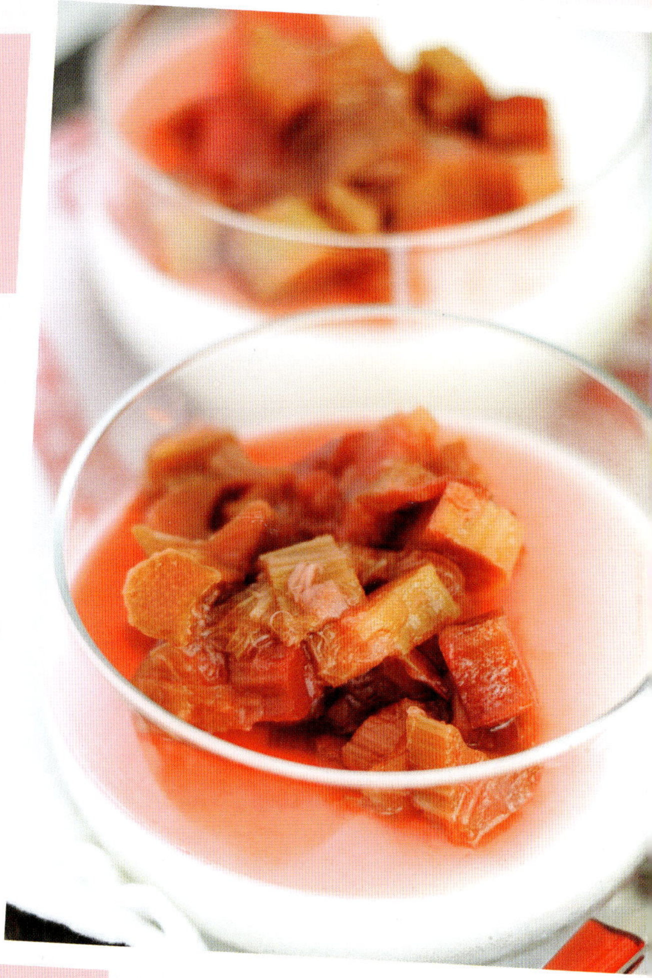

Die Gelatine in kaltem Wasser einweichen. Die Buttermilch mit Sahne, Zitronensaft, Zucker und dem herausgekratzten Mark der Vanilleschote verrühren. Die Gelatine tropfnass in einem Topf bei milder Hitze auflösen, mit 2 EL von der Buttermilchmasse verrühren und dann mit der übrigen Buttermilchmasse vermischen. In 2 Schalen füllen und mindestens 1 Stunde im Kühlschrank kalt stellen.

FÜR DAS RHABARBER-KOMPOTT:

1 Stängel Rhabarber (100 g)
50 ml Wasser
1 EL Zucker oder Zuckerersatz Erythrit aus dem Reformhaus
2 Gewürznelken nach Belieben

Den Stängel Rhabarber putzen und würfeln. In einen kleinen Topf geben, ein wenig Wasser (ca. 50 ml), Zucker und Gewürznelken dazugeben, einmal aufkochen und dann abkühlen lassen. Vor dem Servieren die Gewürznelken herausnehmen und dann das Kompott auf die Buttermilchmousse geben.

PROGRAMMIEREN SIE IHREN KOPF UM

1. Selbstregulation: Lebensstil ändern – wie es gelingen kann

Wir Menschen sind Gewohnheitstiere, die sich in ihrer selbst eingerichteten Komfortzone relativ wohl fühlen. Denn innerhalb dieser Zone wissen wir immer ziemlich genau, was auf uns zukommt, und wir haben gelernt, damit umzugehen. Sie ist der Garant für Bequemlichkeit und Sicherheit. Möchten wir uns oder unser (Ess-)Verhalten ändern, müssen wir diese sichere und bequeme Zone jedoch verlassen. Das bedeutet, Gewohnheiten aufzugeben und – zumindest vorübergehend – das Gefühl der Unsicherheit sowie die Angst vor Enttäuschung und/oder Versagen in Kauf zu nehmen. Das ist natürlich unangenehm und anstrengend.

Doch wer in der Möglichkeit, ein anvisiertes Ziel nicht oder nur unbefriedigend zu erreichen, gleich ein Versagen und Scheitern und damit ein persönliches Risiko sieht, wird eine grundlegende Änderung in seinem Leben eher gar nicht erst in Angriff nehmen. Eine solche Sichtweise resultiert meist aus einer Grundeinstellung, die man aus entsprechenden Erfahrungswerten gewonnen hat. Denn sollten Sie schon mehrmals erlebt haben, dass Sie Ihre gesteckten Ziele nicht erreichen konnten, hat sich womöglich die Einstellung festgesetzt, dass Sie unfähig oder zu schwach sind, sich zu verändern. Ihre aus Erfahrung gespeiste geringe Selbsteinschätzung gewinnt dann die Oberhand – und alles bleibt, wie es immer war.

Auch besonders negative Assoziationen im Zusammenhang mit einer Lebensstilveränderung halten Menschen davon ab, diese anzugehen. Könnte es sein, dass Sie sich den Weg zu Ihrem Ziel besonders steinig ausmalen und gleichzeitig denken, dass Sie das nicht aushalten? Etwa wenn Sie im Rahmen unserer Freetox-Diät auf Gebäck und Süßigkeiten verzichten sollen: Stellen Sie sich dann vor, dass Sie die Treffen mit Ihren Freundinnen zum Nachmittagskaffee absagen müssen und Sie sich ausgeschlossen fühlen? Oder wenn Sie keinen Alkohol trinken dürfen, stellen

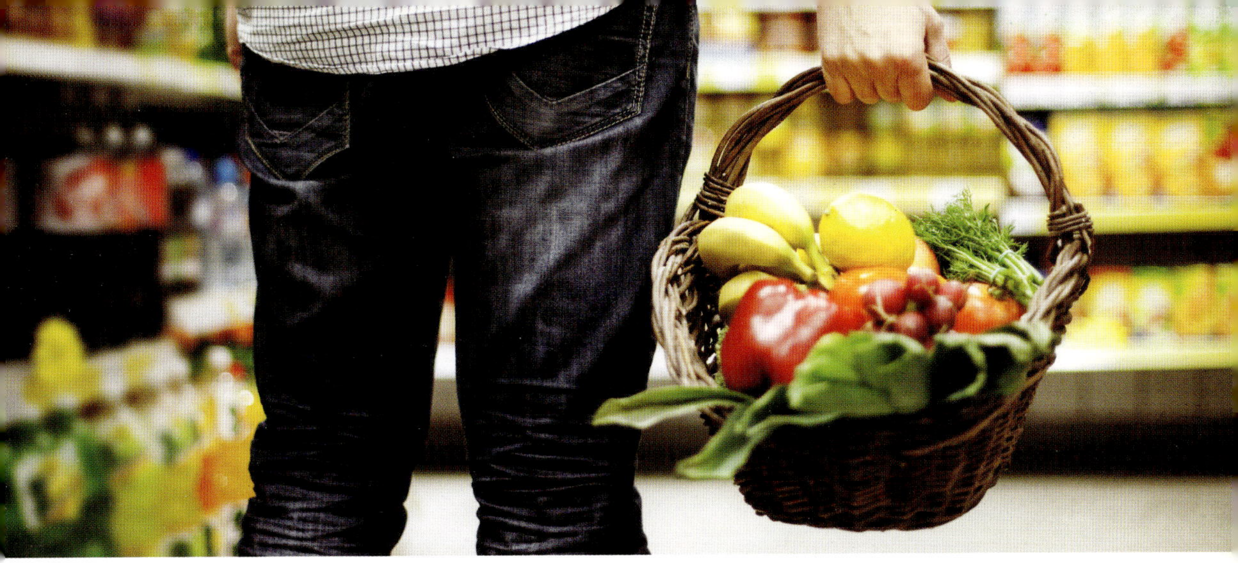

Sie sich dann vor, wie Sie lustlos vor Ihrem Glas Wasser sitzen, während die anderen weintrinkend Spaß haben? Dann fehlt es Ihnen offenbar an positiver Vorstellungskraft.

Nutzen Sie positive Bilder

Um Ihr Vorhaben erfolgreich in die Tat umzusetzen, ist es eine wirksame und konkrete Hilfe, Ihre positive Vorstellungskraft zu aktivieren. Ziel ist es, inspirierende Visionen lebendig werden zu lassen. Denn die geben Ihnen Kraft, Mut und die notwendige Motivation. Und wir alle wissen: Veränderung braucht eine starke Motivation! Visualisieren Sie also ein positives Bild der Situation, die Sie erreichen wollen – es sollte aber realistisch sein, denn übertrieben positiv ist ebenfalls kontraproduktiv. Stellen Sie sich zum Beispiel vor, wie Sie energiegeladen durch Ihren Alltag kommen und mit leichter Hand alle Pflichten erledigen. Stellen Sie sich vor, schlank(er) zu sein und schicke Kleidung in der gewünschten Konfektionsgröße kaufen zu können. Und stellen Sie sich bildlich vor, wie Ihre Organe und Gefäße jubeln, weil sie entspannt ihre lebensnotwendigen Funktionen erledigen können, ohne in (metabolischen) Stress zu geraten.

Die Motivationspsychologie spricht von Annäherungsmotivation – im Gegensatz zur Vermeidungsmotivation, bei der sich alles Denken auf eine bestehende Krise (Übergewicht, Krankheit, Energiedefizite) bezieht. Eine Annäherungsmotivation stärkt die Hoffnung, dass sich für einen etwas nachhaltig verbessert, schöner und angenehmer wird. Die Forschung fand heraus, dass dabei deutlich mehr Energie und Kreativität freigesetzt werden als bei der Vermeidungsmotivation.

Trainieren Sie Ihre Gewohnheiten um

Doch Ziele zu formulieren und dafür ausreichend motiviert zu sein, genügt noch nicht für eine nachhaltige Veränderung. Denn »schlechte« Gewohnheiten (etwa mehrmals Fastfood pro Woche, Zwischendurch-Naschereien als Nervennahrung oder übermäßig viel Alkohol zur Entspannung am Feierabend) abzustellen, funktioniert nur, wenn man sie sich über einen gewissen Zeitraum immer wieder bewusst macht und entsprechend gegensteuert. Dabei geht es quasi darum, die Programmierung für solche Angewohnheiten auszuschalten. Es hilft nichts, man muss willentlich gegensteuern, also die neue Verhaltens- und Denkweise bewusst programmieren – das ist natürlich nicht ohne Anstrengung und nur mit häufiger Wiederholung möglich. Die neue Routine wird dann irgendwann zu einer »guten« Gewohnheit.

Werden Sie aber bitte nicht ungeduldig, denn das braucht seine Zeit. Sie sind weder schwach noch unfähig, wenn Sie immer wieder mal einen Durchhänger oder auch mal gesündigt haben. Seien Sie nicht zu streng mit sich selbst. Meist sind wir viel strenger mit uns als mit anderen. Ernährungswissenschaftler wissen, dass Menschen, die während einer Diät ihrem Heißhunger nachgeben und sich deshalb selbst geißeln, häufig aus Frustration und negativen Gefühlen heraus noch mehr essen. Sagen Sie sich also besser: Na und, dann habe ich eben einen Burger mit Pommes gegessen. Das macht mich nicht gleich zum Loser. Morgen werde ich wieder konsequent sein. Als Ausgleich lege ich eine zusätzliche Bewegungseinheit ein.

Schreiben Sie's auf

Es ist einfach nicht leicht, etwas so Eingefahrenes wie die Ernährung und den Lebensstil zu ändern. Nicht umsonst spricht man von der »Macht der Gewohnheit«. Und es ist in der Tat eine starke Macht. Dennoch: Gewohnheiten sind kein unabwendbares Schicksal, sie lassen sich ändern. Investieren Sie zu diesem Zweck ein paar Gedanken in die Überlegung, von welchen unbewussten Mustern Sie gesteuert werden. Schreiben Sie diese Muster auf – dann werden sie greifbar. Zum richtigen Zeitpunkt

Selbstvorwürfe versus Verständnis

Sollten Sie gesündigt haben und dazu neigen, sich deshalb gedanklich fertigzumachen, überlegen Sie, was Sie in der gleichen Situation Ihrem/-r Freund/-in sagen würden. Hätten Sie für ihn/sie eventuell mehr Verständnis?

und mit einem realistischen Ziel können Sie dem Kreislauf ungewollter Wiederholungen entkommen. Und der richtige Zeitpunkt, der ist genau jetzt!

Natürlich ist es für eine Veränderung ebenso wichtig, die passenden Maßnahmen zu definieren, um das gewünschte Ziel zu erreichen. Diese müssen dann auch konsequent umgesetzt und durchgehalten werden – das ist bekanntermaßen der schwierigere Part. Mit unseren Freetox-Rezepten ab Seite 67 geben wir Ihnen für 28 Tage konkrete und besonders leckere, also sehr reizvolle »Maßnahmen« für Ihren Plan vor. Darin werden ausschließlich Lebensmittel und Zutaten verarbeitet, die Ihnen helfen, Ihr Ziel zu erreichen. Um Ihnen dabei kein zu enges Korsett anzulegen und Ihren Vorlieben und Neigungen entgegenzukommen, gibt es nur für die erste (besonders strenge) Woche dezidierte Vorschläge für Ihre jeweiligen Mahlzeiten. Während der restlichen drei Wochen können Sie die Rezepte nach Herzenslust kombinieren, je nach Geschmack und Appetit.

2. Wie steht es mit Ihrer Willensstärke?

Wussten Sie, dass man Willensstärke trainieren kann? Nicht alle Menschen haben von Natur aus einen starken Willen. Doch das ist ebenso wenig ein unabwendbares Schicksal wie schlechte Gewohnheiten. Auch Willensstärke lässt sich üben.

Wahrscheinlich kennen Sie sich gut genug, um zu wissen, ob Sie eine ausgeprägte, eine mittelmäßige oder eine weniger ausgeprägte Willensstärke haben. Schließlich wird sie im Laufe des Lebens immer wieder herausgefordert und man weiß dann aus Erfahrung, wie gut man Vorsätze umsetzen kann oder nicht.

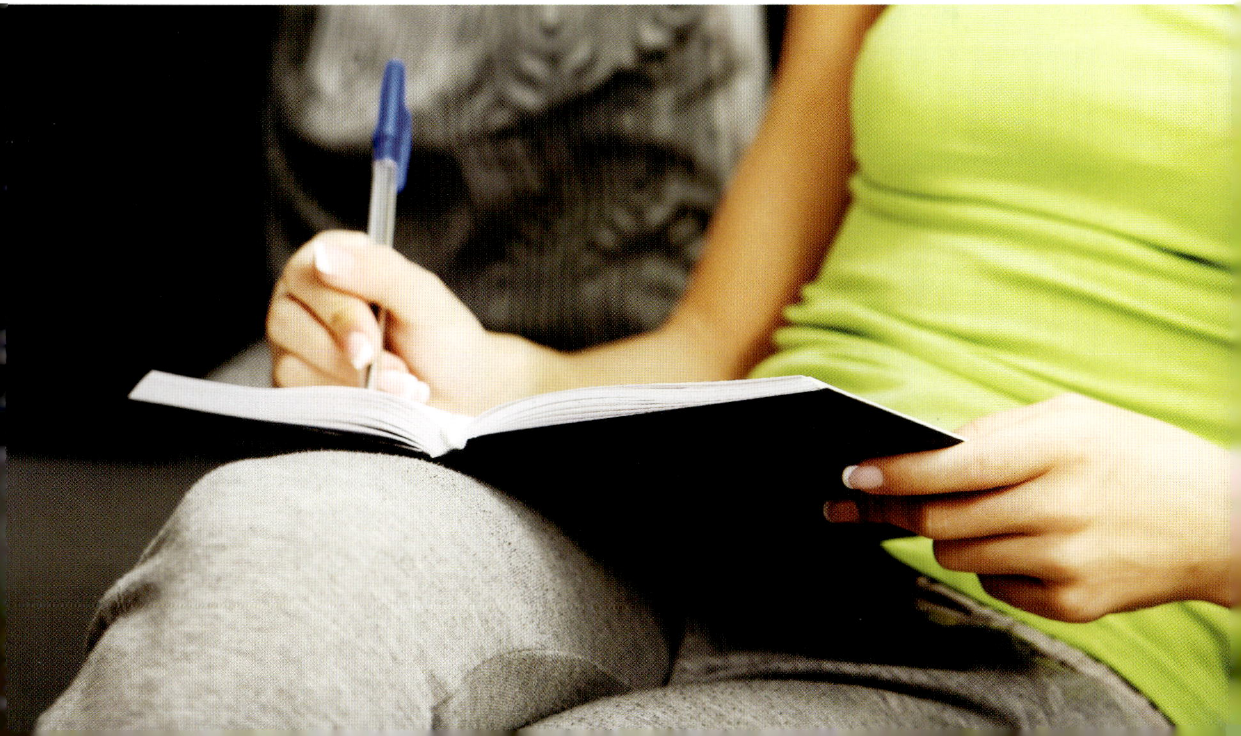

Willensstärke-Schnelltest

Falls Sie sich bezüglich Ihrer Willensstärke jedoch weniger gut einschätzen können, gibt es ein paar Fragen, die Ihnen dabei helfen. Beantworten Sie sie mit meistens, häufig oder selten:

Erledigen Sie das, was getan werden muss, so schnell wie möglich?

❏ meistens ❏ häufig ❏ selten

Haben Sie das Gefühl, Ihr Leben und Ihren Alltag im Griff zu haben?

❏ meistens ❏ häufig ❏ selten

Treffen Sie Ihre Entscheidungen rasch und bleiben Sie in der Regel auch dabei?

❏ meistens ❏ häufig ❏ selten

Sind Sie sich Ihrer Gefühle sowie Gedanken bewusst und können Sie spontane Impulse mit dem Verstand kontrollieren?

❏ meistens ❏ häufig ❏ selten

Sind Sie in der Lage, mit negativen Erfahrungen/Erlebnissen konstruktiv umzugehen?

❏ meistens ❏ häufig ❏ selten

Wissen Sie, was Sie wollen, und können Sie entsprechende Prioritäten setzen?

❏ meistens ❏ häufig ❏ selten

Sie ahnen es bereits: Je häufiger Sie mit »meistens« antworten, desto größer ist Ihre Willensstärke. Wenn Sie ehrlicherweise eher zu »selten« tendieren, dann ist es mit Ihrer Willensstärke nicht so weit her. In diesem Fall sollten Sie sich für eine erfolgreiche Zielerreichung möglichst viele Hilfen einbauen, um es nicht schwerer zu haben als nötig. Muten Sie sich also nicht zu viel zu. Wenn Sie planen, künftig gesünder zu leben, dann gehen Sie Schritt für Schritt vor – und versuchen Sie nicht alles auf einmal. Sie können nicht von heute auf morgen in allen Lebensbereichen größte Willensstärke zeigen.

Beginnen Sie mit der Ernährung nach unserem 28-Tage-Plan und ein wenig mehr Bewegung im Alltag (Tipps dazu finden Sie ab Seite 150). Es ist Herausforderung genug, auf zahlreiche »Lieblingsspeisen« zu verzichten und ein paar eingefahrene Gewohnheiten abzulegen. Denn wer sich zu viel aufhalst, scheitert leicht.

Wichtig: realistische Ziele und guter Schlaf

Setzen Sie sich realistische Ziele und seien Sie sich über Hindernisse auf dem Weg dahin im Klaren. Dann haben Sie am ehesten Erfolg. Bereiten Sie sich gedanklich auf immer wiederkehrende »verführerische« Szenarien in Ihrem Alltag vor, in denen es Ihnen erfahrungsgemäß schwerfällt zu widerstehen. Überlegen Sie sich bereits im Vorfeld, wie Sie dann reagieren, was genau Sie sagen könnten – etwa wenn Ihnen von Arbeitskollegen oder Freunden Süßigkeiten, Alkohol oder Gebäck angeboten werden. Gehen Sie zum Beispiel in die Offensive und erklären, dass Sie gerade Ihre Ernährung umstellen, um Ihren Stoffwechsel zu optimieren.

Auch guter Schlaf hilft über schwierige Momente hinweg. **Wer mindestens sieben Stunden pro Nacht gut schläft und am nächsten Tag entsprechend ausgeruht ist, hat beste Chancen, seine Gelüste unter Kontrolle zu halten.** Bei Schlafmangel hingegen produziert der Körper vermehrt das Stoffwechselhormon Ghrelin, das den Appetit anregt. An müden Tagen laufen Sie deshalb viel eher Gefahr, schwach zu werden und sich dann doch den Kuchen zum Kaffee zu gönnen, den Sie eigentlich weglassen wollten.

Weitere Durchhalte-Tipps

Erzählen Sie Ihrer Familie, Ihrem Partner, Ihren Freunden von Ihrem Vorhaben. Es hilft sehr, wenn Sie von Ihrem nächsten Umfeld aufgemuntert und unterstützt werden. Damit fällt das Durchhalten leichter. Und suchen Sie sich Gleichgesinnte, mit denen Sie sich austauschen können. Die Hirnforschung meint: Der letzte Ruck für eine Veränderung kommt immer von außen.

Vermeiden Sie Auslösereize. Kann es sein, dass bestimmte Situationen Ihre »schlechten« Gewohnheiten auslösen? Etwa, wenn Sie auf dem Heimweg an einem Fastfood-Restaurant vorbeikommen und nicht widerstehen können, dort einzukehren? Dann wählen Sie künftig einen anderen Nachhauseweg. Ebenso wenn eine gemütliche Eckkneipe regelmäßig zum Feierabendbier lockt.

Probieren Sie Alternativen aus. Wenn Sie merken, dass der Heißhunger kommt, lenken Sie sich ab, machen Sie etwas Ungewohntes: Gönnen Sie sich einen (Abend-) Spaziergang, rufen Sie eine/-n Freund/-in an oder sprechen Sie mit Kollegen.

Vergessen Sie nicht, sich für erfolgreiches Verhalten zu belohnen! Beispielsweise am Ende jeden dritten Tages, an dem Sie es geschafft haben, sich an die Freetox-Diät zu halten und auf die Ernährungsgifte zu verzichten, sollten Sie sich etwas Gutes tun: ein Wohlfühlbad, ein ausgiebiger DVD-Abend mit Ihrer Lieblingsserie, ein Konzert- oder Theaterbesuch, ein Kinoabend, eine Massage, eine Fußpflege …

Gesundes Verhalten

Wem es bei der Veränderung seines Lebensstils darum geht, für seine Gesundheit vorzubeugen, der braucht eine längere, im Idealfall lebenslange Kontinuität seines Verhaltens. Das heißt, aus einer zunächst zeitlich begrenzten Veränderung durch Bewusstmachung und Wiederholung zu einer echten anhaltenden Verhaltensänderung zu kommen. Auch hier helfen die oben genannten Tipps.

HELFEN SIE IHREM KÖRPER BEIM ENTGIFTEN MIT MEHR BEWEGUNG

Sie werden staunen, was die Ernährungsumstellung nach unserem Freetox-Plan bewirkt. Die ersten Effekte einer Verbannung der Ernährungsgifte von Ihrem Speiseplan werden Sie schon nach wenigen Tagen spüren. Sie fühlen sich fitter, ausgeglichener, kleine Zipperlein verschwinden und es werden auch schon die ersten Pfunde purzeln. Hinzu kommt das gute Gefühl, dass Entzündungen abheilen und dass das Immunsystem keine Überstunden mehr zu machen braucht. So werden Verdauungs- (Darm) und Entgiftungsorgane (Nieren, Leber) entlastet und der Stoffwechsel kommt wieder ins Lot.

All diese sehr erwünschten und wunderbaren Effekte können Sie zusätzlich forcieren und unterstützen, indem Sie gleichzeitig Ihr Aktivitätslevel anheben. Falls also (aus welchen Gründen auch immer) bei Ihnen chronischer Bewegungsmangel herrscht, wären die 28 Diättage die beste Gelegenheit, daran etwas zu ändern. So machen Sie den entzündlichen Prozessen in Ihrem Körper endgültig den Garaus und kurbeln die Kalorienverbrennung ordentlich an.

Deshalb: Geben Sie Ihrem Freetox-Vorhaben einen zusätzlichen Impuls und nutzen Sie den Erfolgsfaktor Bewegung! Denn ein ungesunder Lebensstil, der die entzündlichen Prozesse in unserem Körper befördert, besteht nicht nur aus Ernährungssünden. Quasi das vierte gesundheitsgefährdende »Gift« ist Bewegungsmangel. Er greift in Deutschland immer weiter um sich. Wir mutieren zu einer Nation von Bewegungsmuffeln. Gerade mal 25 Minuten täglich bewegt sich der Durchschnittsdeutsche. Die restliche Zeit sitzt, steht oder liegt er. Das ist viel zu wenig Aktivität! Darunter leidet der gesamte Organismus. Vor rund 100 Jahren bewegten sich die Menschen rund acht bis zehn Stunden pro Tag!

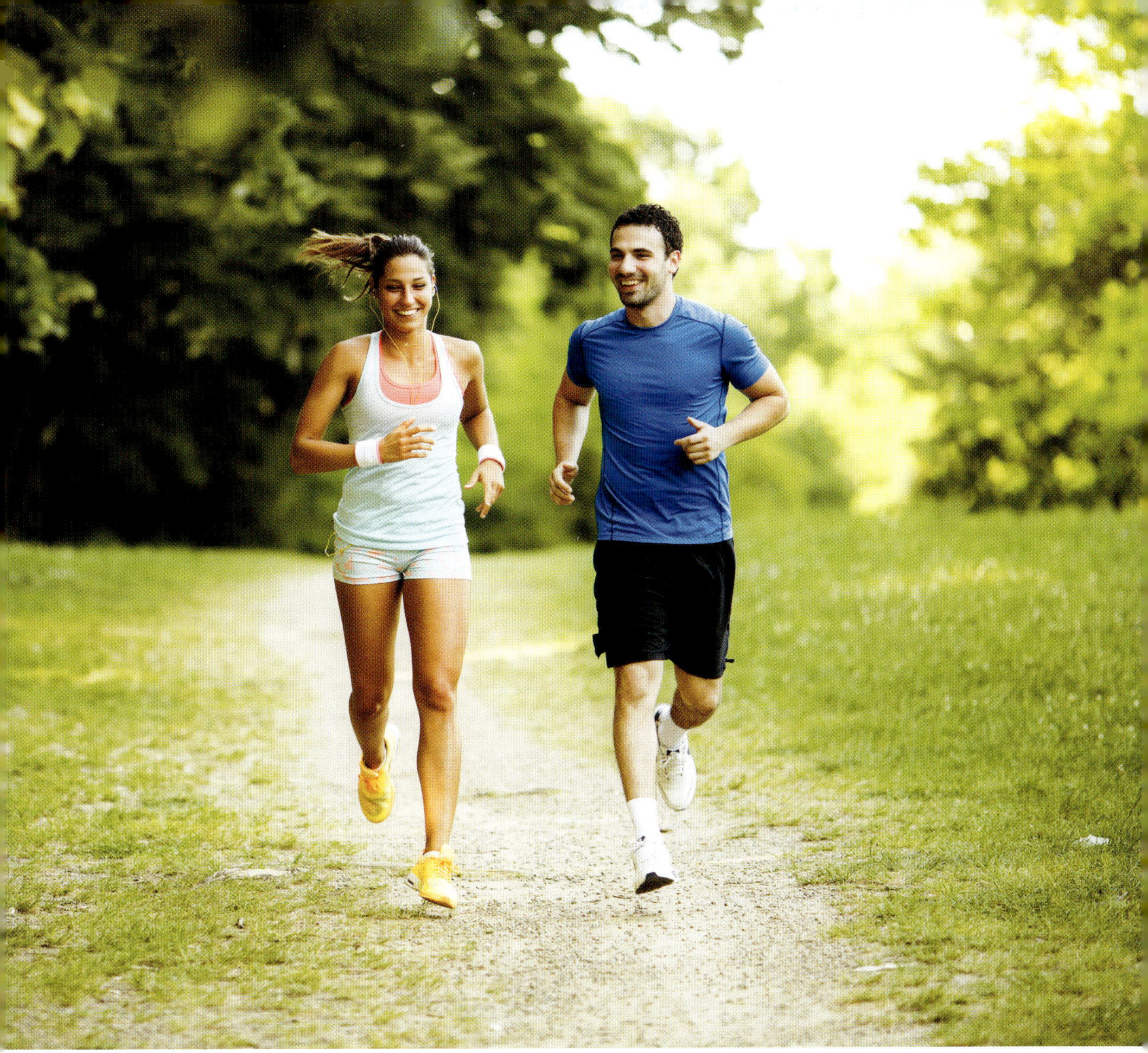

Die Gründe für das akute Bewegungsdefizit heutiger Generationen liegen zum einen in der frühkindlichen Prägung. Der Lebensstil wird dabei beeinflusst durch die Familie und das soziale Umfeld. Die moderne Lebensweise verführt geradezu zur Trägheit: Kinder und Jugendliche werden mit dem Auto zur Schule gebracht oder fahren mit Bus oder Bahn. Hinzu kommt, dass immer mehr Nachmittagsunterricht und die ausgiebige Nutzung von iPad und Smartphone in der Freizeit die Dauer verlängern, die täglich sitzend verbracht wird. Zum anderen führen die umfassende Technisierung und die hauptsächliche Bürotätigkeit im Beruf zu akutem Bewegungsmangel. Besonders Akademiker zwischen 30 und 50 Jahren bilden deshalb eine Risikogruppe, die sich keine oder zu wenig Zeit für ausreichend Bewegung und Ausgleich nimmt. Sie verbringt heute bis zu 14 Stunden im

Sitzen oder Stehen. Sie sitzt beim Frühstück, sitzt oder steht auf der Fahrt zur Arbeit, steht im Aufzug, sitzt am Schreibtisch im Büro, beim Mittagessen, wieder am Schreibtisch, bei der Heimfahrt, beim Zeitunglesen, beim Abendessen, vor dem Fernseher und legt sich dann zum Schlafen. **Zu viel Sitzen, zu wenig Bewegung im Alltag – das schadet der Gesundheit, weil wir von unserer gesamten Physiologie her nicht für den Stillstand geschaffen sind. Wir müssen uns bewegen, damit unser Stoffwechsel rundläuft und wir fit bleiben.**

Sportwissenschaftler beklagen, dass der Trend zu immer weniger Bewegung sich weiter verstärkt, obwohl hinlänglich bekannt ist, dass regelmäßige Aktivität gesund ist. Die gute Nachricht: Schon ein geringes Maß an zusätzlicher Bewegung stärkt die Herzarbeit. Bereits 20 bis 30 Minuten Laufen oder schnelles (Spazieren-)Gehen pro Tag kann sich deshalb enorm positiv auf die Gesundheit auswirken. Kardiologen ziehen folgendes Fazit: Regelmäßige moderate körperliche Aktivität erhöht die Fitness, verbessert die allgemeine Lebensqualität, vermindert das Risiko für Herzinsuffizienz, Krebs, Demenz, stärkt das Immunsystem, regt den Stoffwechsel an und verlängert das Leben.

Die Empfehlung der Experten umzusetzen, ist gar nicht so schwer, wie manche vielleicht glauben – auch für Sportmuffel. Denn der ganz normale Alltag bietet bereits zahlreiche Gelegenheiten, sein Aktivitätslevel zu erhöhen.

1. Tipps für mehr Bewegung im Alltag

Sie haben solche Empfehlungen sicher schon öfter gehört oder gelesen. Trotzdem haben sie nichts an Brisanz verloren. Deshalb: Gehen Sie so oft wie möglich zu Fuß oder fahren Sie mit dem Rad. Steigen Sie nicht ins Auto, um im Bio-Laden um die Ecke oder in der Drogerie ein paar Straßen weiter einzukaufen. Auch den täglichen Weg zur Arbeit sollten Sie nutzen, um etwas mehr Bewegung zu bekommen: Steigen Sie eine Bus- oder Straßenbahnstation eher aus und gehen den Rest zu Fuß. Bereichern Sie Ihre Mittagspause mit einem kurzen Spaziergang, das bringt Ihren Kreislauf in Schwung und versorgt Ihr Gehirn mit Sauerstoff. Wie wäre es zusätzlich mit ein paar Übungen am Schreibtisch? Schultern kreisen oder Beine anheben. Stehen Sie auf beim Telefonieren. Verzichten Sie auf das Schreiben einer E-Mail und gehen am besten persönlich zu Ihrem Kollegen im anderen Stockwerk – natürlich zu Fuß! Nehmen Sie nicht den Lift, sondern die Treppe.

Gelingt es Ihnen, solche kleinen Bewegungseinheiten in Ihren Tagesablauf zu integrieren, werden Sie bald merken, wie sich Ihre körperliche Verfassung verbessert. Sie sind nicht mehr so kurzatmig, Sie entwickeln mehr Muskeln, Ihre Gelenke bleiben in Übung und Sie unterstützen natürlich zusätzlich die Gewichtsreduktion.

Energieverbrauch verschiedener Sportarten und Alltagstätigkeiten

in Kilokalorien pro Stunde

	Mann	Frau
Golf	360	230
Gymnastik	300	230
Joggen	990	640
Nordic Walking	800	600
Pilates	310	200
Rad fahren	880	570
Reiten	410	260
Schwimmen	340	260
Ski Alpin	620	480
Skilanglauf	520	390
Tanzen	260	200
Tennis	520	400
Wandern	370	240
Yoga	220	170
Aufräumen, putzen	250	160
Bügeln	240	150
Büroarbeit, sitzend	200	130
Fenster putzen	380	240
Gartenarbeit	320	230
Kochen	180	130
Rasen mähen	280	200
Spazieren gehen	250	190
Staubsaugen	280	200
Treppen steigen	900	590

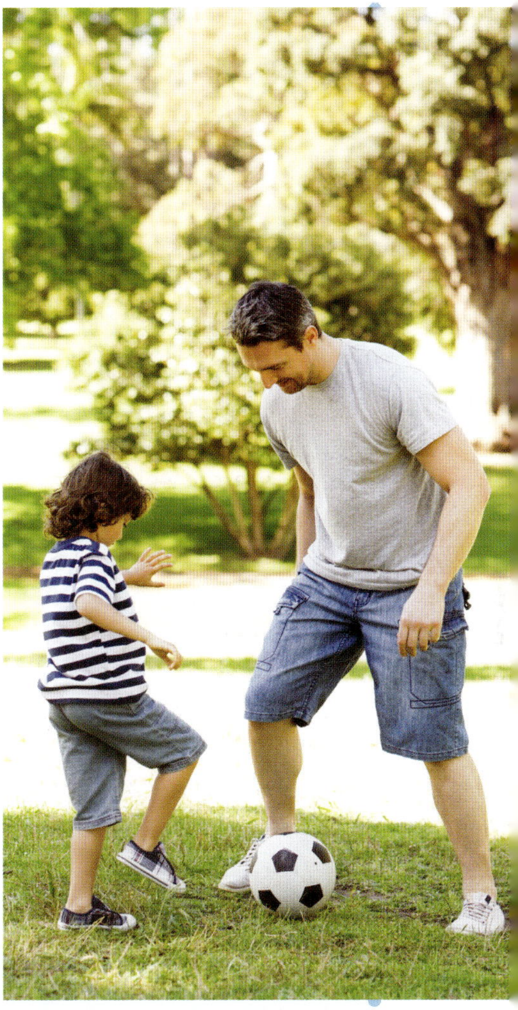

Die Zahlen beziehen sich beim Mann auf ein Körpergewicht von 80 kg und bei der Frau von 60 kg. Übrigens: Je schwerer Sie sind, desto höher ist Ihr Energieverbrauch.

2. HIT: kleines Ausdauertraining für Ehrgeizige

Eine biologische Gesetzmäßigkeit lautet: Je mehr und je vielfältiger ein Organismus beansprucht wird, desto leistungsfähiger ist er. Deshalb: Bewegen Sie sich! Denn Zeit, die man in zusätzliche Bewegung investiert, ist immer gut angelegt, egal, wie kurz sie auch ist. Ihre Muskeln, Gelenke, Sehnen und Organe werden es Ihnen danken.

Wer mehr Ehrgeiz hat und sein bisheriges Aktivitätslevel deutlich steigern möchte, dem empfehlen wir gemäßigtes High Intensity Training (HIT). Es vereint Ausdauersport und Krafttraining und erlaubt so, gleichzeitig Ausdauer und (Muskel-)Kraft zu erlangen. Das Training regt die Stoffwechselvorgänge im Körper intensiv an, gleichzeitig baut die kontinuierlich wachsende Muskelmasse stetig Fett ab: Sie werden fitter, leistungsfähiger und schlanker. Gejoggt oder gewalkt – je nachdem, was Ihnen mehr liegt und was Ihre Gelenke zulassen – wird im Wechsel von lockeren und intensiven Phasen.

Wir haben Ihnen für beide Sportarten jeweils einen 28-Tage-Plan zusammengestellt. Dabei gilt: Behalten Sie Ihre individuelle Leistungsgrenze im Auge und überfordern Sie sich nicht. Warnsignale wie Schmerzen, Schwindel oder Herzrasen dürfen Sie auf keinen Fall ignorieren. Hören Sie auf Ihren Körper – dann machen HIT und Ihre spürbar wachsende Leistungsfähigkeit richtig Spaß.

Bevor Sie mit dem Sport beginnen

- **Sollten Sie völlig untrainiert sein, ist es ratsam, einen Check-up beim Arzt machen zu lassen.**
- **Wärmen Sie Ihre Muskeln vor dem Sport genügend auf (10–15 Minuten).**
- **Trinken Sie ausreichend Flüssigkeit, um Verletzungen, Sehnenentzündungen, Krämpfen, Überhitzung, Verdauungsstörungen etc. vorzubeugen.**

Trainingsplan für Walker

	TAG 1		TAG 2		TAG 3	
	Rhythmus	Wdh.	Rhythmus	Wdh.	Rhythmus	Wdh.
WOCHE 1	Walken: 3 Minuten Joggen: 20 Sekunden	5	Walken: 4 Minuten Joggen: 20 Sekunden	4	Walken: 4 Minuten Joggen: 20 Sekunden	4
WOCHE 2	Walken: 4 Minuten Joggen: 30 Sekunden	5	Walken: 5 Minuten Joggen: 30 Sekunden	4	Walken: 5 Minuten Joggen: 30 Sekunden	4
WOCHE 3	Walken: 4 Minuten Joggen: 30 Sekunden	5	Walken: 5 Minuten Joggen: 30 Sekunden	5	Walken: 5 Minuten Joggen: 1 Minute	5
WOCHE 4	Walken: 7 Minuten Joggen: 1:30 Minuten	3	Walken: 4 Minuten Joggen: 30 Sekunden	3	Walken: 4 Minuten Joggen: 30 Sekunden	3

Trainingsplan für Läufer

	TAG 1		TAG 2		TAG 3	
	Rhythmus	**Wdh.**	**Rhythmus**	**Wdh.**	**Rhythmus**	**Wdh.**
WOCHE 1	Joggen: 2 Minuten Sprinten: 10 Sekunden	6	Joggen: 3 Minuten Sprinten: 10 Sekunden	4	Joggen: 2 Minuten Sprinten: 10 Sekunden	6
WOCHE 2	Joggen: 3 Minuten Sprinten: 10 Sekunden	6	Joggen: 5 Minuten Sprinten: 10 Sekunden	4	Joggen: 3 Minuten Sprinten: 10 Sekunden	6
WOCHE 3	Joggen: 4 Minuten Sprinten: 15 Sekunden	6	Joggen: 6 Minuten Sprinten: 15 Sekunden	4	Joggen: 4 Minuten Sprinten: 15 Sekunden	6
WOCHE 4	Joggen: 6 Minuten Sprinten: 15 Sekunden	4	Joggen: 8 Minuten Sprinten: 15 Sekunden	3	Joggen: 6 Minuten Sprinten: 15 Sekunden	4

Für jede Trainingswoche finden Sie drei Tage, für die jeweils angegeben ist, wie lange Sie sich locker und wie lange Sie sich intensiv bewegen sollen. Die Zahl der Wiederholungen zeigt an, wie oft Sie in diesem Zyklus laufen sollten.

Quellen und weiterführende Literatur

Bergmann, Karin: *Der verunsicherte Verbraucher – Neue Ansätze zur unternehmerischen Informationsstrategie in der Lebensmittelbranche*. Springer, Heidelberg 2014

Bierbach, Elvira; Herzog, Michael (Hrsg.): *Handbuch Naturheilpraxis – Methoden und Therapiekonzepte*, 2. Auflage. Urban & Fischer/Elsevier, München 2005

Biesalski, Hans-Konrad; Bischoff, Stephan C.; Puchstein, Christoph: *Ernährungsmedizin*, 4. Auflage. Thieme, Stuttgart 2010

de Marées, Horst: *Sportphysiologie*. Sportverlag Strauß, Köln 2003

Egger, Gerd: *Die Akute Entzündung – Grundlagen, Pathophysiologie und Klinische Erscheinungsbilder der Unspezifischen Immunität*. Springer, Heidelberg 2005

Greten, Heiner; Rinninger, Franz; Greten, Tim: *Innere Medizin*, 13. Auflage. Thieme, Stuttgart 2010

Hollmann, Wildor; Strüder, Heiko K.: *Sportmedizin: Grundlagen für körperliche Aktivität, Training und Präventivmedizin*, 5. Auflage. Schattauer, Stuttgart 2009

Mauch, Harald; Podbielski, Andreas: MIQ 09: *Gastrointestinale Infektionen – Qualitätsstandards in der mikrobiologisch-infektiologischen Diagnostik*. Loseblattsammlung. Urban & Fischer/Elsevier, München 2013

Menche, Nicole: *Innere Medizin – Weiße Reihe*. Urban & Fischer/Elsevier, München 2012

Pape, Hans-Christian; Kurtz, Armin; Silbernagl, Stefan: *Physiologie*. Thieme, München 2014

Possinger, Kurt; Regierer, Anne C.: *Facharzt Hämatologie Onkologie*, 3. Auflage. Urban & Fischer/Elsevier, München 2015

Raschka, Christoph; Ruf, Stephanie: *Sport und Ernährung: Wissenschaftlich basierte Empfehlungen und Ernährungspläne für die Praxis*. Thieme, Stuttgart 2012

Rehner, Gertrud; Daniel Hannelorie: *Biochemie der Ernährung*, 3. Auflage. Spektrum Akademischer Verlag, Heidelberg 2010

Schwegler, Johann; Lucius, Runhild: *Der Mensch – Anatomie und Physiologie*, 5. Auflage. Thieme, Stuttgart 2011

Online-Quellen

http://www.pabst-publishers.de/aktuelles/20150319-3.htm, 25.08.2015, 11.20 Uhr

http://www.spiegel.de/gesundheit/diagnose/alkohol-und-gesundheit-die-maer-vom-gesunden-glas-rotwein-a-1017662.html, 25.08.2015, 15.55 Uhr

http://www.drogenbeauftragte.de/drogen-und-sucht/alkohol/alkohol-situation-in-deutschland.html, 25.08.2015, 16.14 Uhr

http://www.faskinder.de/01_grundlagen/alkohol.htm, 25.08.2015, 16.17 Uhr

Bezugsquelle für Dr. Despeghels Freetox-Tee

AVIE Tiergarten Apotheke, Wessenbergstraße 28, 78462 Konstanz, Telefon 07531 27051
www.tee.freetox-diaet.de

REZEPTÜBERSICHT

GRÜNE SMOOTHIES ... 68
Turbo-Grünkohl-Cocktail ... 69
Grünkohl-Schummel 1 mit Erdbeeren oder Himbeeren ... 70
Grünkohl-Schummel 2 mit Heidelbeeren und Mandelmilch ... 71
Grünkohl-Schummel 3 mit Gurke und Orangensaft ... 71
Salat und Papaya – fruchtig-herb ... 72
Powerdrink mit Spinat und Mango ... 73
Spinat mit Orangensaft und Reismilch ... 74
Spinat-Cooler mit Meerrettich ... 75
Mandelmilch mit Spinat und Erdbeeren ... 75
Spitzkohl mit Erdbeeren ... 76
Kresse-Gurken-Drink mit Sojamilch ... 76
Chicorée-Smoothie mit Basilikum und Limettensaft ... 77
Mangold-Orangen-Smoothie ... 78
Dunkelgreenie ... 79

BEEREN-SMOOTHIES ... 60
Beerenstark 1: Himbeeren und Erdbeeren mit Ziegenmilch ... 81
Beerenstark 2: Himbeeren und Heidelbeeren mit Ziegenmilch ... 82
Mandelmilch mit Heidelbeeren und Papaya ... 82
Johannisbeeren mit Minze und Mandeln ... 83
Aprikosen-Smoothie mit Heidelbeeren und Gurke ... 84
Wassermelone mit Erdbeeren ... 84
Kirschen-Trauben-Smoothie mit Ingwer ... 86
Geeiste dunkle Trauben ... 87

FRÜHSTÜCKSPFANNKUCHEN ... 88
Buchweizenpfannkuchen mit Beerenobst ... 89
Buchweizenpancakes mit Rhabarber-Kompott ... 90
Pikante Pfannkuchen mit Tomaten ... 90

MÜSLIS ... 92
Beeren-Joghurt mit Chiasamen ... 93
Buchweizenmüsli mit Aprikosen ... 93
Papaya-Joghurt mit Amaranth ... 94
Warmer Quinoa-Porridge mit Heidelbeeren ... 94

GEMÜSESUPPEN ... 96
Wirsing-Consommé ... 97
Grünkohlsuppe mit Mandelblättchen und Minze ... 98
Brokkoli-Cremesuppe mit Pinienkernen ... 99
Paprika-Suppendrink mit Papaya ... 100
Kalte Artischockensuppe ... 101
Rote-Bete-Suppe mit Petersilie ... 102
Rosenkohl-Cremesuppe mit Mandelblättchen ... 103
Babygreens mit Möhren ... 104

SALATE ... 105
Rosenkohlsalat mit Rucola und Tomaten ... 105
Rote Bete mit Blattsalaten und Feta ... 106
Grüne Bohnen mit Radieschen und Mischsalat ... 107

PFANNENGEMÜSE ... 108
Hirsepfanne mit Brokkoli und Möhren ... 109
Fenchel mit gelben Linsen ... 110
Lauch-Wirsing-Pfanne mit Linsen und Feta ... 111
Wirsing mit Champignons und Feta ... 112
Buchweizenpfannkuchen mit Brokkoli und Gouda ... 113
Buchweizenpfannkuchen mit Spinat und Feta ... 114
Maispfannkuchen mit Chinakohl ... 114
Wirsing-Spinat-Omelett ... 115

GLUTENFREIE PASTA 117
Spaghetti mit Grünkohl und Möhren 117
Spaghetti mit grünem Gemüse 118
Spirelli mit Brokkoli-Tomaten-Soße
und Rucola 119

RISOTTOS 120
Kurkuma-Risotto mit
Artischockenherzen 121
Pilz-Vollkornrisotto 122
Risotto mit grünen Bohnen
und Möhren 123

AUFLÄUFE 124
Mais-Quiche mit roten Zwiebeln
und Rucola 125
Grünkohl-Buchweizen-Quiche
mit Kürbiskernen 126
Spitzkohlgratin mit Zucchini 127
Blumenkohl in Béchamelsoße
mit Kurkuma 128
Kräuter-Blumenkohl mit Feta 129

FLEISCHGERICHTE 130
Hähnchenbrust auf Grünkohl mit Quinoa 131
Spitzkohl mit Champignons
und Hähnchenbrust 132
Hähnchenschnitzel mit
Lauch-Kräuter-Reis 133
Rinderfiletstreifen mit Brokkoli
und Spitzpaprika 134
Rindergeschnetzeltes mit roten Linsen .. 134

FISCHGERICHTE 137
Lachs mit weißen Bohnen
und Grünkohl 137
Curry-Makrele mit Kokos 138
Thunfisch mit Kidneybohnen
und Roter Bete 139

SÜSSES 141
Joghurtpudding mit Johannisbeeren ... 141
Erdbeergelee mit Pistazien 142
Buttermilchmousse mit
Rhabarberkompott 143

Bildnachweis